総合診療ライブラリー

Generalist
神経診療力腕試し

康生会武田病院
神経脳血管センター長
秋口一郎 監修
Akiguchi Ichiro

康生会
柳馬場武田クリニック所長
浅沼光太郎 著
Asanuma Kotaro

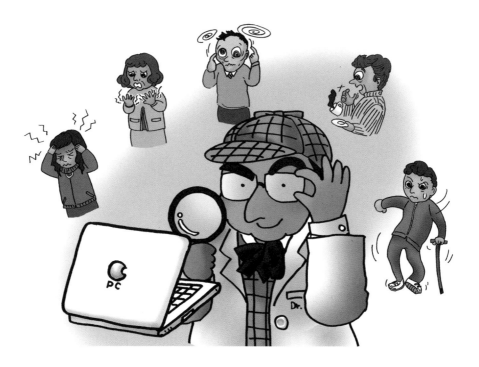

金芳堂

はじめに

浅沼光太郎先生と私とは二回りほど年が違います。したがって当然，世代意識の差はあるし，私には彼のネクタイや靴の趣味はよく分かりません。しかし，共にかなりの洋楽やオペラ好きであり，また，かつて私が，いわゆる医局人事をしていて困ったときに，さりげなく救ってくれるような特有の優しさが彼にはあります。臨床が好きで，電気生理・ネットおたくも相当のものです。数学者の森毅先生は〝最近，友達の幅がとても薄くなっている。20歳くらい年の差のある友人がいてもいいのに。年長者を「上級生」と考えずに「友人」と思うこと。そして対等に話すこと。そこからやり直さないと世界は広がらない〟と，生来のリベラリストらしく，そう述べています。もちろん，逆も当然真と思います。私はこの考え方が大好きです。さて，そんな浅沼先生と私とが執筆を依頼されたのがこの『Generalist 神経診療力腕試し』です。

「臨床医は症例によって育てられる」というのが私の持論です。総診的神経学の学習は目の前の症例の診断・治療検索から始まると言ってよく，一方，臨床神経学は系統的神経学や症候の学習から始まります。どちらが person-centered neurology に近いかは明白であり，総診的神経学ではいかに神経筋疾患や精神身体医学が重要であるかも明白です。また，総合診療では総合内科と老年医学の2つの柱が必要ですが，今後は老年神経学や認知症についての経験も重要と言えます。本書の意図するラインはこれらの神経筋疾患（脳の神経学でなく，身体の神経学）と老年神経疾患（特に認知症と歩行障害）を中心に「症例で学ぶ神経学」をお示ししようとすることです。必要最低限の文献を載せましたが，ネット検索の手がかりについても必要最低限を選りすぐり，お示ししたつもりです。総合診療医，総合内科医，神経内科医を目指す先生方のお役に少しでも立てば，二人にとってこの上ない喜びです。

平成27年11月吉日

秋口　一郎

目 次

はじめに

パート1
脱力や筋力低下など

1　1年くらいで徐々に進む脱力・筋萎縮 …………………………………………… *3*
2　軽微な手足の痩せと筋力低下 ……………………………………………………… *11*
3　転寝（うたたね）後の脱力 ………………………………………………………… *19*
4　肩の痛み，急な筋萎縮・筋力低下 ………………………………………………… *25*
5　全身がこわばって歩けない・家事ができない …………………………………… *31*

パート2
脳症・頭痛など

1　若年者の脳萎縮・痙攣発作・精神症状 …………………………………………… *36*
2　急速に進む認知症と意識障害 ……………………………………………………… *42*
3　急性の頭痛と嘔吐 …………………………………………………………………… *47*
4　若い女性の頭痛・脳症 ……………………………………………………………… *53*
5　片麻痺だけど頭部 MRI 正常？ …………………………………………………… *57*
6　周期性のめまいとふらつき ………………………………………………………… *63*

パート3
動作緩慢・不随意運動など

1　高校生のジストニアと動作緩慢 …………………………………………………… *71*
2　シューマンは何故ピアニストをやめたのか？ …………………………………… *75*
3　首が下向きに曲がって前を向いて歩けない ……………………………………… *81*
4　CV 栄養の精神・神経症状 ………………………………………………………… *85*
5　頭頸部・顔面の痩せと筋力低下 …………………………………………………… *89*

パート4
高齢者の認知症・訪問診療など

1 高齢者の筋痛と歩行障害 …………………………………………… *95*
2 高齢者の歩行障害と認知障害 ……………………………………… *99*
3 ALSの在宅医療 …………………………………………………… *103*
4 施設入所（パーキンソン症候群）………………………………… *107*
5 訪問診療（レビー小体型認知症）………………………………… *115*

おわりに……………………………………………………………………… *119*
日常診療で使える一言集…………………………………………………… *120*
得点表・点数評価…………………………………………………………… *122*
索引…………………………………………………………………………… *123*

パート1
脱力や筋力低下など

1　1年くらいで徐々に進む脱力・筋萎縮

60歳代，男性。元会社員。約1年前に右腕の筋力低下に気付いた。次いで右下肢にも脱力感があり，歩くのが頼りなく感じる。この半年で両手の拇指球が少しずつ萎縮してきた。箸などを持つのに力が入りにくく，両手とも手指の震えを感じる。咳払いが少ししにくい。下肢の筋力も少し弱くなり，階段を上りにくい。

労作時の息切れはなし。温痛覚障害はなし。バビンスキ反射はequivocal（あるようなないような），既往に頸椎・腰椎脊柱管狭窄症がある。

Q1　上記の病歴を聞いて予想されることは？

1. 外眼筋麻痺がある
2. 膀胱直腸障害は存在しない
3. 深部腱反射が消失している
4. 深部感覚・運動失調がある
5. 生活歴・家族歴に特記事項がある

Q2　これから行うべき検査について1つ選ぶとしたら？

1. 誘発筋電図・筋電図
2. 頭部MRI
3. 髄液検査
4. 上記1〜3全て行う

病歴より比較的典型的な ALS（筋萎縮性側索硬化症 /Amyotrophic lateral sclerosis）のケースであると想定されます。四肢の筋萎縮と筋力低下が中心。手指の震えというのはこの場合は fasciculation tremor で，手内筋などの fasciculation（筋線維束攣縮）によって手指が震えたりします。また，咳払いがしにくいという球症状も出現しています。以上を踏まえて基本問題です。

A1 上記の病歴を聞いて予想されることは？

1. **外眼筋麻痺がある** ……………………………………………… ×
   ALS では原則として外眼筋麻痺はないので，寝たきり・人工呼吸の段階になってもアイコンタクトや文字モードを用いて意思疎通が可能です。

2. **膀胱直腸障害は存在しない** …………………………………… ○　4点
   膀胱直腸障害はありません。

3. **深部腱反射が消失している** …………………………………… ×
   腱反射亢進やバビンスキ反射は必ずしも認められるわけではありませんが，一般には腱反射は低下しません。

4. **深部感覚・運動失調がある** …………………………………… ×
   自律神経障害・感覚障害はありません。専ら運動ニューロンの障害で，後索や小脳の症状もありません。

5. **生活歴・家族歴に特記事項がある** …………………………… △　2点
   1～5%に家族性の ALS があります。ALS ではない場合として，特殊な栄養障害など，想定できにくいような鑑別診断がないわけでもありません。そもそも，いかなる症状であっても，生活歴・職歴は必ず押さえることを習慣にすべきだと思います。

さて，神経疾患に限ったことではありませんが，診断のプロセスとして，時間的プロフィールと部位的／解剖的プロフィールの 2 つを押さえる必要があります。

①時間経過としては下記のパターンがあります。
　・突然発症（卒中）sudden onset, stroke-like
　・急性 acute（72hr）な経過
　・亜急性 subacute（4W-6M）な経過
　・慢性 chronic な経過
　・再発性／発作性

②空間的・解剖学的には高次脳機能・脳神経・運動系・感覚系などのモダリティがあり，それらの組合せで病変が脳？脳幹？小脳？脊髄？末梢神経？などと系統的に考えていく。

さて，本例は筋力低下が主症状です。筋力低下については次の3つのうちどれでしょうか？
　①単一の末梢神経単位で説明できるもの
　②神経根で説明できるもの
　③上記では説明できないもの

徳島大学神経内科の梶龍兒先生はいつもこれを言っていました。
①か②だったら，まあそれで診断が付いているわけですが，本例は③です。専ら筋力低下・筋萎縮が症状である。最初に上肢，次いで下肢に症状が出現し，両手に筋萎縮が存在。末梢神経単位でも根単位でもありません。ALSはupper motor neuron（pre-central gyrusの側面～頭頂部；15cm）とlower motor neuron（脊髄前角細胞；40-50cm）が共に変性する「システムの病気」といえます。

なお，比較的まれに下位運動ニューロン障害のみを認める進行性筋萎縮症型（primary muscular atrophy；PMA）や，さらにまれですが，上位運動ニューロン障害のみを認めるPLS（primary lateral sclerosis）という様式もあります。最終的にはどちらも，上下とも障害されるALSに収斂していくことが多いのですが，進行速度は様々です。

日常診療で使える一言
脱力は末梢神経か神経根で説明できる？　できない？

A2 これから行うべき検査について1つ選ぶとしたら？

1. 誘発筋電図・筋電図 …………………………… ✕
2. 頭部MRI …………………………… ✕
3. 髄液検査 …………………………… ✕
4. 上記1〜3を全て行う …………………………… ○　**4点**

炎症や他の変性疾患のスクリーニングのためにすべてが必要です。「ALS鑑別」とネット検索すると，そのリストは1ページを埋めるくらい長大になります。しかし，大半は上記検査で除外されるはずです。筋力低下が末梢神経や根単位でないと見当を付けた上で，システミックにそれが広がっていると確認するために筋電図を行うわけです。

神経内科医であれば，ある程度，症状が揃った典型的なALSの診断は比較的容易だと思われます。しかし病初期で，症状が比較的軽度である時に，「致命的な病気」と診断するのは，普通の神経の持ち主にとっては悩ましい決断ではあります。

それでも早期に診断と告知ができれば，将来の方針決定を考えて，治療に関する多職種連携の段取りの時間を長く取れるというメリットがあります。さんざん引っ張った挙句に，呼吸不全が出てきてから「あなたの病気はやはりALSです。人工呼吸器付けますか？どうしますか？（待ったなし）」ってのは全くイケてません。

そこで，ある程度早期の時点で，"probable ALS"と診断を付けるには，神経伝導検査（これで末梢神経障害由来でないことを確認）と筋電図という電気生理的検査が必須になります。針筋電図は神経内科のなかでも，筋電図屋さんでないと実際に自分で行うことはあまりないかもしれませんが，アウトラインは知っておいた方がいいでしょう。

「筋力低下・筋萎縮」に次いで，筋炎などの筋原性でないことを鑑別し，神経原性であることを確認する。さらに fibrillation（線維自発電位）／positive sharp wave（陽性鋭波）といった急性脱神経所見をあちこちに認めれば ALS らしくなります。

なお，最近は「Awaji 基準」の提唱など，筋電図所見（fibrillation, positive sharp wave）だけではなく，臨床所見や fasciculation（線維束自発電位）の存在を重視し，より初期のうちから診断する方向になっています。

> de Carvalho M et al. Electrodiagnostic criteria for diagnosis of ALS. Clin Neurophysiol 2008; 119(3): 497-503.

診断基準での fasciculation 重視では，必ずしも針筋電図だけではなく，超音波検査でシステミックな fasciculation の存在を裏付けて診断ができる含みが指摘されてます。むしろ汎用性ということでは，その方が多くの施設で診断しやすくなるかもしれません。

> 高松直子他. ALS の超音波所見. Neurosonology 2010; 23Supplement: 58.

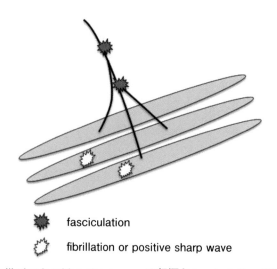

fibrillation/positive sharp wave の起源と fasciculation の起源

fibrillation/positive sharp wave は神経支配がゆるくなった筋線維が，培養皿上の心筋細胞のように，規則的に"ぽっぽっ"と安静時にも発火をするのを筋電図でとらえたモノ。多

発性筋炎など，筋自体の疾患でも認められます。神経による統制が外れると，勝手に発火するようです。

fasciculation はもう少し手前で神経線維などの自然発火を生じて，筋線維群，もしくは1つの運動単位が規則性なく収縮する現象です。筋腹の一部がピクッと動く素早い収縮は，時に健康な人でも認められますが，全身のあちこちに生じてくるとやはり不吉な症状ということです。

なお，舌の fibrillation と fasiculation のベッドサイド鑑別は，重要でありながら非常に難しいものです。ひとつコツを伝授しましょう。まず舌を思い切り前に提舌させて，そのあと口の中に引っ込めて，できるだけ安静位を保ちながら観察します。このとき fibrillation は，例えば「池の面のさざ波」のような感じです。一方，fasciculation は「池の面のウキが，魚がかかったためにピクッと引き込まれた」感じです。

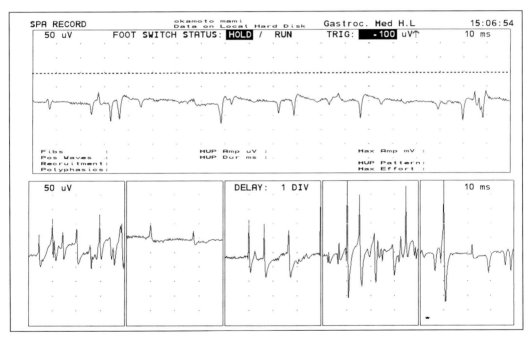

fibrillatim と positive sharp wave
上側に positive sharp wave，下側のウインドウ（特に真ん中）に fibrillation が記録されている。

さて，筋力低下は神経原性でも，筋原性でも生じるわけですが，それぞれを例えていうと，病院のパワーが落ちている原因として，「医療崩壊で医者の数が減っている場合＝内科医2～3人で病院の当直・病棟・外来を回す状態など」vs.「士気の落ちている病院＝人数だけ多くてグダグダな大学病院でも想定されたし」の違いというアナロジーで理解しやすいと思います。

神経原性変化　　　　　　　　　筋原性変化

今週の当直表	
月	田中
月	鈴木
火	田中
水	鈴木
木	田中
金	鈴木
金	田中/鈴木

某内科外来				
第22診	第21診	… 第3診	第2診	第1診
E川医師	D澤医師	C池医師	B水医師	A沼医師

ABC of Emergency
Avoid the situations
Blame the patients
Call other doctors
Deny your responsibilities
Escape!

外来に，病棟に，検査に……　　　　　それは○○先生に聞いて～

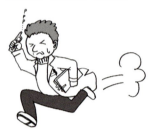
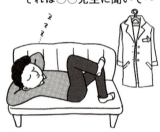

神経原性変化と筋原性変化
神経原性変化でmotor units数が減少＝医師の数が減った病院：当直や外来の頻度が増大（late recruitment）。個々の医者は数が減った分もカバーして仕事をしているが，限界がありパワー低下。
筋原性変化で筋が変性する筋力低下＝ユニット数／人数は減らないが，個々の医療者の士気・パワーが低下。パワーのない人員だけが次々とやってくる（early recruitment）。

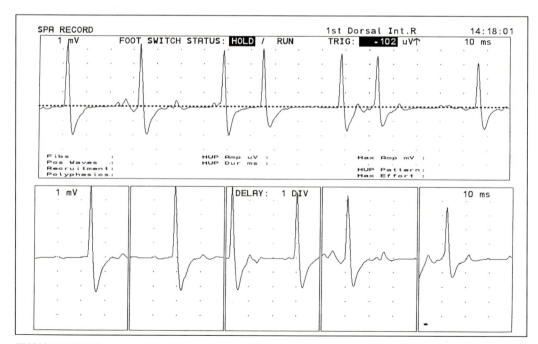

慢性神経原性変化
同じユニットが頻回に現れている（late recruitment）。

日常診療で使える一言
神経原性変化の筋電図所見は医者が減った病院の当直・外来の連チャン状態

最近の問題として ALS 初発の高齢化というのがあります。原因はわかっていません。
<small>下畑享良他．筋萎縮性側索硬化症の発症年齢と初発症状についての検討．臨床神経 2006; 46: 377-380.</small>

ちょっと昔でしたら，80 歳くらいの老人が急に筋力が衰えて寝込み，衰弱して飲食も咽るようになり亡くなった＝「老衰」で，それ以上は検索されなかったということもあったかもしれません。他方，「サザエさん」の波平さんとフネさん，オリジナルの設定では 60 歳未満なのですが，今どきの還暦前後であんなおじいさん・おばあさん然としている人はいませんよね。

いずれにしても高齢であれば，多かれ少なかれ画像で頸椎症所見もあり，診断は余計悩ましいかもしれません。頸椎症かと思われても，motor system の変性だけが際立って進んでいれば ALS の可能性を考える必要があるでしょう。

下記のような非典型な ALS の場合は，併発症が存在すれば診断は余計難しくなります。

症例 ALS 初発の高齢化と非典型例　Man in the barrel vs. Keegan myelopathy

60 歳前後，男性，土木作業員。X 年 1 月に 右手握力が低下し，6 月に缶なども持てなくなった。肘部管症候群と診断され，8 月に肘部管開放術が行われた。少しマシとの由。その後に電気生理検査のオーダーがあった。

所見：拇指球萎縮・小指球・骨間筋萎縮あり。前腕も萎縮している。上腕は筋力正常。温痛覚の ring finger split あり。手指は MP，PIP，DIP 関節とも伸びない。前腕の回内も弱い。手首は比較的伸展可能。

電気生理検査結果：右手の ulnar nerve の Motor NCS で，CMAP（compound muscle action potential）振幅は 0.05mV と著明に低下（肘部での伝導ブロック云々も診断できない程度）。しかし，それだけではなく右 median CMAP が導出されず，左の median distal latency が 5.1ms と遅い。下肢 SEP は P40 44.6ms，39.8ms。筋電図で右総指伸筋に著明な late recruitment 認め，fasciculation もありそう。biceps でも late recruitment と chronic denervation が示唆された。

「手内筋・前腕の筋萎縮は ulnar nerve のみでは説明できない。右の median CMAP は導出されず，左も遠位潜時延長あり。肉体労働ということで腕神経叢障害ないし SEP 潜時の左右差から myelopathy で，前角細胞の障害（Keegan myelopathy）もご検討

ください」……として経過観察していた。

ところが，X+3年夏に今度は左手の握力が低下。腕の挙上困難。両側の手指に力が入らない。一年で体重も 10kg 減。それで X+4 年夏に精査のため入院。下肢の筋力は full，肩挙上は 4～4+，infra/supraspinatus なども 4～4+，肘の屈伸 4～5，握力はゼロであった。針筋電図が施行され，両上肢のほかに，paraspinal (Th7)，左 TA，QF，EHL に fasciculation が認められ，ALS と診断された。

結果的には flail arm 型（または Man in the barrel 型）の ALS だったのですが，4 年前に筋電図を行った時点では Keegan myelopathy？ と誤診していたことになります。時間の制約もあったので病側のみで筋電図を行ったのですが，対側でも施行して，fasciculation や fib/posi を認めていたら，この非典型な ALS の可能性にその時点で至っていたかもしれません。ただこのタイプでは比較的進行が遅いことが多いので，右手・左手で 3 年のインターバルをおいて症状が出てくるような場合は，筋電図診断も難しかったかなあと思います。

臨床的には ALS の発症部位は，① 50～60% は四肢の筋力低下・萎縮が前面に立つ古典型/四肢型，② 20～30% は嚥下障害・構音障害などが前面に立つ進行性球麻痺型で，高齢発症ではこのタイプの頻度が上がるようです。また，③ 20% 近くと意外にも下肢発症例は多いようです。下肢発症 ALS には "pseudopolyneuritic 型" が含まれ，このタイプは比較的まれと記載されていますが実は多い。

これらのほかに，上記のような両上肢のみの flail arm syndrome/man in the barrel sydrome，気が付いたらいきなり横隔膜麻痺で呼吸障害を呈したりする truncal，といった比較的まれな形式もあります。

Gubbay SS et al. Amyotrophic lateral sclerosis. A study of its presentation and prognosis. J Neurol 1985; 232 (5): 295-300.

Sasaki S et al. Atypical form of amyotrophic lateral sclerosis. J Neurol Neurosurg Psychiatry 1999 May; 66 (5): 581-585.

なお，当初「誤診」してしまった Keegan myelopathy とは次のような疾患です。

Keegan myelopathy：頸椎症による解離性運動麻痺（dissociated motor loss）＝頸部神経根前根や，より狭義には脊髄灰白質前角部に障害を生じ，支配筋に筋力低下・筋萎縮が生じる病態。若年男性の場合は特に「平山病」（成長期の脊髄の dynamic な機序によって前角細胞に虚血が生じる，らしい）と呼ぶ特殊な病態があり，若年性一側上肢筋萎縮症とも呼ばれる。この場合は，首を曲げることで生じる虚血を予防するために，ネックカラーの装着が推奨されることもある。

Keegan JJ. The cause of dissociated motor loss in the upper extremity with cervical spondylosis. J Neurosurg 1965; 23 (5): 528-536.

Hirayama K. Juvenile muscular atrophy of distal upper extremity (Hirayama disease). Intern Med 2000; 39 (4): 283-290.

2 軽微な手足の痩せと筋力低下

40歳代，男性，会社員。約1年前に自転車で転倒し，左足首を骨折，ギプス固定した。この頃より立っていて力が入らず，フラフラすることがある。階段を下りにくい。ペットボトルのキャップを開けにくいことがある。しかし，この半年で自覚的な進行感はない。大腿は痩せていないが，下腿はかなり細い。Gowers徴候陰性。つま先立ち不可。手の背側骨間筋が軽度萎縮。握力は左右とも20kg程度。筋線維束攣縮は認めない。明らかな温痛覚障害なし，疼痛なし。四肢腱反射はATR±。

徒手筋力テスト：腸腰筋や大腿四頭筋はfull，下腿以下は筋力低下あり（足関節背屈左右とも3，拇指背屈左右とも2，足関節底屈は4～4+程度）。上肢は背側骨間筋の筋力を含め，筋力低下はない。

Q3 真っ先に行うべき検査は何？
1. 神経伝導検査
2. 脳脊髄液
3. 神経生検
4. 頭部MRI

時間的プロフィールは，半年くらいではほとんど状態の変わらない"chronic"な疾患。部位的プロフィールでは運動と感覚障害で，遠位優位，アキレス腱反射も低下しているので，末梢神経らしいと見当が付きます。

A3 真っ先に行うべき検査は何？

1. **神経伝導検査** ………………………………………………………… ○ 4点
   まずは侵襲度の低い神経伝導検査で，末梢神経障害の様式などを検査すべき。
2. **脳脊髄液** ………………………………………………………………… ×
   髄液検査をする前には，CTでもいいから頭部の画像検査をすべき。
3. **神経生検** ………………………………………………………………… ×
   この症例では神経生検をすれば有意な所見が出るはずです。しかし，真っ先に侵襲的検査をしては良識が疑われます。
4. **頭部MRI** ……………………………………………………………… △ 2点
   神経伝導検査で末梢神経の脱髄疾患と思っていたら，中枢神経にも脱髄のあるadrenoleukodystrophyや，その類縁疾患であったということもあり得ます。侵襲性のない検査なので，頭部MRIはオーダーしておいてもよいでしょう。

Column

今となっては昔話ですが，年長のうるさ型の神経科医（「ニューロジジイ」などと言われていました）で，MRIをあたかもカンニングのように思っているのか，撮像の理由についてグチグチ言わないと気が済まないひとが居ました……。神経症候学"道"のために患者さんがいるわけでもあるまいし，MRIくらいとっとと撮ったらいいのではと思います。もっとも米国式に民間医療保険が検査を仕切るようになると，再びMRIオーダーの敷居が高くなってしまうかもしれません……。

さて神経伝導検査（正中神経 MCS）では下記の波形が得られました。

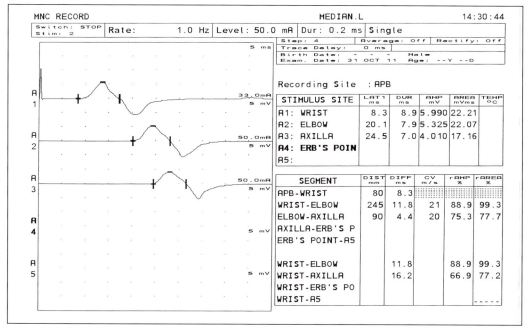

神経伝導検査（正中神経 MCS）

Q4 この結果の解釈は？

1. 伝導速度が正常値よりほぼ半減している
2. CIDP（Chronic inflammotory demyelinating polyreuropathy）
3. 伝導ブロックがある
4. 軸索障害がある

神経伝導検査は末梢神経を電気的に興奮させることによりその反応を筋肉や神経から記録して末梢神経の機能を評価する検査です。上記の検査では拇指球に電極を付けて短拇指外転筋の収縮を電気的に捉えて正中神経の運動神経を評価しています。上肢では概ね伝導速度50m/s以上，（振幅）CMAPが5mV以上が正常とされています。

  Kimura J. Electrodiagnosis in Diseases of Nerve and Muscle: Principles and Practice. 4. NY: Oxford University Press; 2013.

A4 この結果の解釈は？

1. **伝導速度が正常値よりほぼ半減している** ……………………… ○　**4点**
   伝導速度の正常値50m/sより半減しています。
2. **CIDP** ……………………………………………………………… ×
   伝導速度は半減していますが，波形自体は綺麗です。CIDPの場合だと，古い卵を割って床に落としたように，波形がべたっと不規則に広がり，近位刺激で波形が非常に小さくなります。
3. **伝導ブロックがある** …………………………………………… ×
   波形の形が遠位刺激と近位刺激で変化しておらず，伝導ブロックはありません。
4. **軸索障害がある** ………………………………………………… ×
   CMAPは4～5mV程度あり，軸索障害とは言えません。

この例ではPMP22遺伝子の重複が確認され，シャルコー・マリー・トゥース病（Charcot - Marie - Tooth病）CMT1型と診断されました。CMT1型の半分はPMP22重複によるものです。なお，CMT2型は軸索障害のタイプです。

CMT（Charcot - Marie - Tooth病）では髄液検査で蛋白細胞解離（蛋白↑，細胞→），筋生検で神経原性変化（CMTとわかっていたら，筋生検をすることはまずありませんが）を呈します。上下肢で遠位優位の筋萎縮を生じ，下腿の形態を「逆シャンパンボトル」と呼んだりもします。また，CMT1では神経生検で節性脱髄を反映して，onion bulbを呈することがよく試験に出ます。なお，これらの難病情報については下記で時々UPDATEされるので必要に応じて確認してください。
 難病情報センター. http://www.nanbyou.or.jp/entry/2354

このケースでは波形が遠位～近位刺激で，一定でかつ均一に伝導速度が落ちているというのが病態のポイントです。

昔，生理学の授業で有髄神経の跳躍伝導というものを習ったと思いますが，神経線維に沿っ

て活動電位が伝わっていくのはドミノ倒しと似ています．CMT では一つひとつのドミノが倒れる速度は遅いのですが，連鎖は途切れません．

これは例えば京都から姫路に所用があったとして，新幹線や新快速が強風で一律に減速運転しているけれど，運行に大した破綻はないというのと似ています．CMT では末梢神経の全線にわたっての均一なスピード低下なので，伝導機能は比較的保たれるということです．しかし，人身事故や一部区間での信号故障などで「伝導ブロック」が生じると，ダイヤが滅茶苦茶になり，数珠繋ぎの挙句に途中で間引き運転となったり，途中でずっと停車したりで，まともに姫路まで辿り着けません．

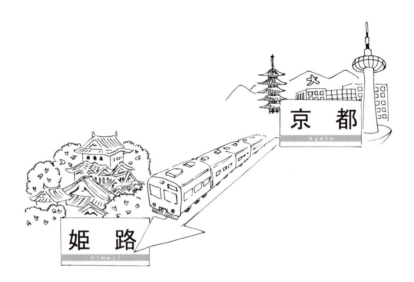

日常診療で使える一言
伝導ブロックさえ生じなければ，臨床的には案外と破綻しないミエリンの病理

CMT は末梢神経の慢性の疾患ですが，ギラン・バレー症候群は急性の疾患です．下記に軽症例を紹介します．

症例　軽症ギラン・バレー症候群の一例

70 歳代，女性．入浴中に下半身の脱力が生じ，足腰に力が入らずに立てなくなった．翌日，娘さんにより救急要請され入院．入院時腰痛も強い．入院 1 週間前に鶏肉を食べて下痢をしたとの由．入院後，補液などのほかは特に無治療で経過観察されていたが，徐々に筋力は回復．後から帰ってきた検査結果で Gal-Nac GD1b 抗体が陽性であった．

試験問題で「急性の脱力」に「下痢」があれば，ギラン・バレー症候群（Gullain-Barre syndrome; GBS）を想起せよというお約束のようなものです（もちろん常にそうであるわけではありません）。鶏肉中毒の原因になるカンピロバクターの関与などが典型的です。

この方の場合は閾値の上昇（痩せ形で，浮腫もない割には高電流で強く刺激しないとCMAPが導出されない）とF潜時延長のみ。神経終末や神経根では血液神経関門が脆弱なので，ここに抗ガングリオシド抗体などが取り付いて発症することが多いと言われています。根での炎症を反映して，腰痛は半分以上に出現するとのことです。

  Sánchez-Guerra M et al. Severe backache in Guillain-Barré syndrome. Muscle Nerve 2002; 25 (3): 468.

脱髄では温度が高くなると伝導ブロックが生じやすくなるUhthoff現象があって，特に中枢神経の脱髄疾患である多発性硬化症で入浴後に症状が増悪する，明らかになるなどといった形でこの現象をよく見かけます。

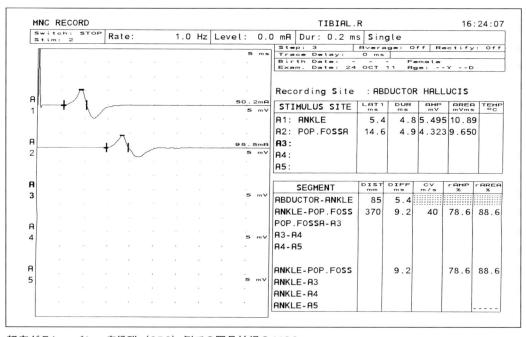

軽症ギラン・バレー症候群（GBS）例での脛骨神経のMCS

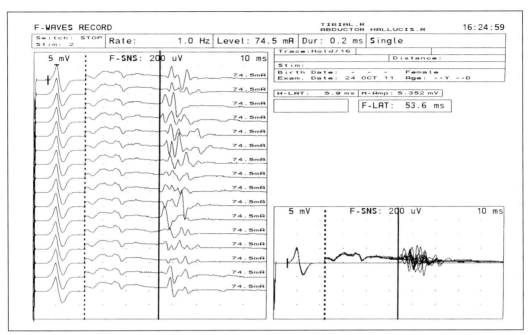

軽症ギラン・バレー症候群（GBS）例での脛骨神経の MCS, F 波

GBS は，専ら急性の運動麻痺を来す疾患ですが，異常感覚を含めた感覚障害もしばしば伴います。重症例では筋力低下が 1 日くらいでどんどん悪くなり，時に人工呼吸が必要になることもあります。また，眼筋麻痺と失調が前面に出るフィッシャー症候群と呼ぶタイプもあります。

通常の GBS でもフィッシャー症候群でも，腱反射は低下ないし消失します。髄液検査では蛋白↑・細胞数→ の蛋白細胞解離が有名です。ただ急性期には蛋白細胞解離が認められないことも実は結構！あります。

神経系の細胞膜の構成成分である糖脂質（ガングリオシドなど）に対する抗体が発症機序に関わっているとされ，特に古典的には抗 GM1 抗体，フィッシャー症候群では抗 GQ1b 抗体といった抗ガングリオシド抗体価の上昇が知られています。また本症例の Gal-Nac GD1b 抗体などのように，2 種類のガングリオシドの糖鎖が相互作用して形成されるガングリオシド複合体に対する抗体もいくつか報告されています。

経過は一相性で後遺症なしに回復していくことが多いのですが，非常に重症な例や，特に軸索タイプではかなり ADL を損なうような後遺症を残すことがあります。

楠 進. Guillain-Barré 症候群と慢性炎症性脱髄性多発根ニューロパチー. 日内会誌 2013; 102: 1965-1970.

なお, GBS とうっかり間違えてしまう意外な疾患として「両側延髄内側梗塞」があります。

延髄内側梗塞は色々な症状を示し得るのですが，時に遠位優位の四肢麻痺を生じ，あたかも末梢神経疾患に見えてしまうことがあります．脳血管障害のリスク因子がある，あるいはGBSの診断に自信がなければ，ここでも頭部MRIを撮影しておくのが無難かもしれません．

Ma L et al. Bilateral medial medullary infarction presenting as Guillain-Barré-like syndrome. Clin Neurol Neurosurg 2011; 113 (7): 589-591.

Kim JS et al. Medial medullary infarction: clinical, imaging, and outcome study in 86 consecutive patients. Stroke 2009; 40 (10): 3221-3225.

3 転寝（うたたね）後の脱力

30歳代，女性，会社員。特に既往なし。1週間前に新幹線で居眠り。その後，右手首が持ち上がらなくなった。握力は左30kg，右8kg，指を開く力も弱い。手の甲側の橈側に軽度のしびれ感がある。頸椎MRIでは明らかな異常なし。神経伝導をオーダーし，radial MCSは下記であった。

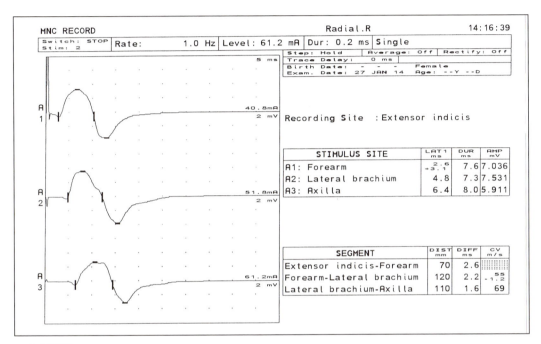

radial MCS

Q5 次のうち正しいのは？

1. この検査結果からは末梢神経障害なし
2. 握力の低下は橈骨神経麻痺では説明できない
3. 頸椎根症が疑われる
4. poor studyの可能性がある

比較的急性の局所の脱力。後述するように，この脱力のパターンは筋電図を担当している人にはお馴染みです。経過と症状からは完全に橈骨神経麻痺なのですが，上記の検査結果は正常で，この検査が正しかったとしたら橈骨神経麻痺は否定されます。

A5 次のうち正しいのは？（1, 4両方選んだ場合は4点）

1. **この検査結果からは末梢神経障害なし** ………………………… ○ 2点
   検査結果は正常です。
2. **握力の低下は橈骨神経麻痺では説明できない** ………………… ×
   後述するように，橈骨神経麻痺では握力低下を生じます。
3. **頸椎根症が疑われる** …………………………………………… ×
   根症を積極的に疑う所見はありません。
4. **poor study の可能性がある** …………………………………… ○ 3点
   経過と症状からは，やはり橈骨神経麻痺なので検査結果を疑います。

人間の心理として，ついつい波形が出るところを探ってしまって，結果的に障害部位よりも遠位で刺激したり，または刺激電流が強過ぎて，刺激が伝わってしまうことがあります。

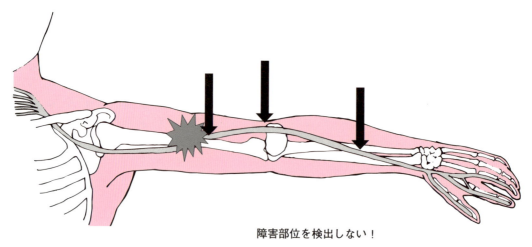

障害部位を検出しない！

poor study の原因
障害部位より遠位でのみ刺激してしまっている。

そういう目で再検することにしました。最初から，このように少しずつ刻むように刺激位置をずらしていく inching を行ってもいいですね。2番目と3番目の間で伝導ブロックが存在するのがわかります。今回は伝導ブロックが明らかです。バカみたいですけれど，そういうバカみたいなことは結構あるのです。この件に限らないのですが，うっかりと中途半端な検査をしてしまうと正しい診断が除外されてしまい，かえって検査が害悪であったりもします。

さて,これで橈骨神経麻痺と確認できました。橈骨神経が障害されると,理屈の上では伸展筋だけが障害されるわけですが,テコの支点が定まらないのと同じような原理で,手指の屈曲などがうまく作用せず,握力は落ちます! 解剖の教科書では"drop hand"ということになっていますが,実際には手に力が入らなくなったと訴えて受診することも多いのです。

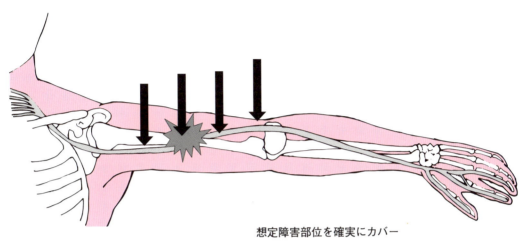

想定障害部位を確実にカバー

inching study

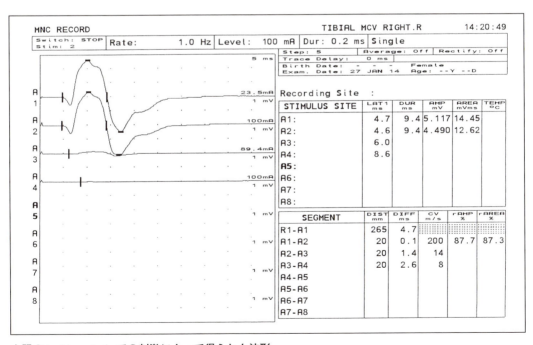

上記の inching study での刺激によって得られた波形

> **日常診療で使える一言**
> 橈骨神経麻痺で握力は低下する

さて，もっとも多い神経圧迫といえば，もちろん正中神経障害である手根管症候群です。それと下肢で多いのは"drop foot"を生じる腓骨神経障害です。

手根管症候群
手首の横手根靭帯のところ（手根管）で正中神経が圧迫されて，手のしびれ感や握力低下を生じます。その他に，明け方などに肩や上腕に放散痛が生じたりします（このせいで病変をもう少し中枢側と思ってしまうことがあるので注意！）

ゴツい手とゴツい手首で肉体労働をする男性と，華奢な手首の女性に多い，という相反するビジュアルな印象を個人的には持っています。薬指の尺側と比べ，正中側で温痛覚が鈍く（ring finger split），手首の正中部を叩打して指先への放散痛（tinel sign）があれば診断はほぼ確実ですが，これらの所見がはっきりしないこともあります。ダブルクラッシュとして，手根管症候群と頸椎症が共存していることも少なくありません。

拇指とその他の全ての指とが対立して，モノを摘まむという動作は，進化の過程で正中神経支配が発達して，比較的後からインストールされた機能です。正中神経障害では，拇指対立が障害されて「サル手」となるわけですね。

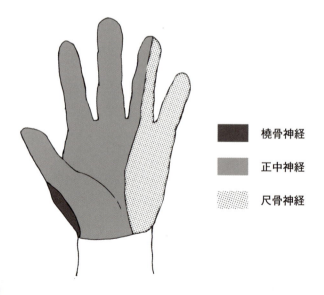

手の皮膚神経支配
Gray H. Gray's Anatomy: With Original Illustrations by Henry Carter. Kindle Edition. London: Arcturus Publishing; 2009.

「進化の過程」といえば，薬指の神経支配が正中神経・尺骨神経で二分されていることについて，哺乳類の先祖が海にいた時代は水かきで動いていたわけで，そうすると指よりも，指の間の膜の方が機能的にむしろ重要で，「神経支配もその膜単位だった名残では？」と言っている人がいて，なるほど！と思ったことがあります。

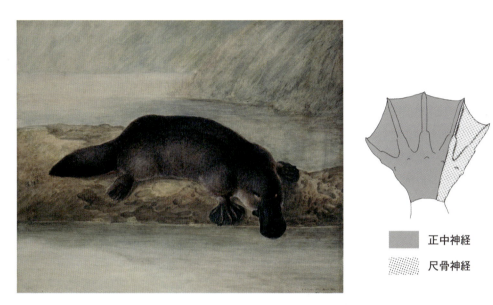

みずかきのある哺乳類カモノハシ
John Lewin 1808; Wikimedia Commons.

肘部管症候群

尺骨神経が肘のところで障害。肘を付く癖あると生じやすいですね。手掌の小指と薬指の尺側で感覚が低下し，手根管症候群とは逆の ring finger split が生じます。Tinel sign については，肘を強く叩けば誰でも放散痛を生じますが，軽く叩いても響くならば，それらしいと言えるでしょう。手内筋は尺骨神経支配が多いので，骨間筋が萎縮して「鷲手」となります。

昔話ですが「プロ野球現役投手の腕に初めてメスを入れた！」という記事に驚かされたことがありました。肘部管症候群の解放術だったわけですが，見るからに肘部管には負担かかり，尺骨神経障害が生じそうです。今は手術をしてもニュースにもなりませんが，昔は癒着などをコントロールするのが手技的に難しかったらしく，これも「スポーツ医学の進歩」の恩恵といえます。

腓骨神経麻痺

下腿上部の腓骨骨頭も，神経圧迫が生じやすい部位です。骨折後のギプス固定や女性のロングブーツ，それと長時間正座などで生じます。前脛骨筋が麻痺して足が上がらなくなり

ます。「スリッパが脱げやすいということはありませんか？」と要問診。

「足が上がらない」は坐骨神経やL5神経障害でも見られます。やや広い神経領域が障害されても，重力の関係などで足が上がらないことだけが前面に立つこともあるわけです。必要なら神経伝導検査で伝導ブロックの確認をしたり，また筋電図所見で，前脛骨筋と同じL5支配ですが脛骨神経支配である後脛骨筋（足を内反する作用）とを比較して鑑別します。

上記のような，神経が圧迫されそうな部位のあちこちに所見があれば，遺伝性圧過敏性ニューロパチー（hereditary neuropathy with liability to pressure palsies; HNPP）や既述のシャルコー・マリー・トゥース病（CMT）の可能性も考える必要があります。また，血管炎などによる多発性単神経炎（multifocal mononeuritis）が背景にある可能性についても警戒が必要でしょう。

なお，ミエリン蛋白をコードするPMP22が，1ペアでなくて重複して3つあればCMT，逆に欠失して1つしかなければHNPPが発症します。多過ぎても，少な過ぎても問題が生じる例のひとつであるようです。

4 肩の痛み，急な筋萎縮・筋力低下

70歳前後の男性。右肩が疼くように痛くなった。NSAIDsが処方されるも改善せず。2週間ほどして急に右腕の力が入らなくなり，上腕二頭筋が痩せたという。肘屈曲ができず，肩も上がらない。肘の伸展方向に力は入る。温痛覚の障害はない。既往に頸椎症性脊髄症と脳梗塞（軽度の左片麻痺）があるが，頭部・頸椎MRIでは脊椎・脊髄に変化なく，また新しい脳血管障害も示唆されない。

右腕を軽く挙上するよう指示して背中は下記のようであった。

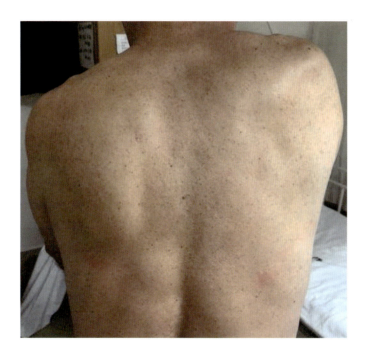

Q6 正しいのはどれ？
1. 翼状肩甲（winged scapula）
2. 肩甲骨周辺の筋全般の萎縮
3. 脊椎側弯がある
4. 帯状疱疹の関与が疑われる

Q7 まず行うべき検査は？
1. 徒手筋力テスト
2. 神経伝導検査と筋電図
3. 脳血流検査（SPECT）
4. 造影MRI

亜急性の経過。疼くような強い疼痛が生じ，しばらくしてから上腕と肩の筋萎縮と筋力低下を生じています。典型的な神経痛性筋萎縮症（PubMed では neuralgic amyotrophy/amyotrophic neuralgia どちらの語順もあり）の臨床像です。腕神経叢の上部に生じる炎症ですが，この辺りは可動部位も多く，メカニカルに脆弱な背景があると言われているようです。

A6 正しいのはどれ？

1. 翼状肩甲（winged scapula） ×

ひっかけ問題です。背中を見ると，右棘上筋・棘下筋を含む肩甲骨周囲の筋が全般に萎縮し，肩甲棘が飛び出て見えます。これは翼状肩甲（winged scapula）ではありません。翼状肩甲とは肩甲骨内側縁が浮き上がって見えることを指します。

2. 肩甲骨周辺の筋全般の萎縮 ◯ 4点

肩甲骨周囲の筋は萎縮して見えます。

3. 脊椎側弯がある ×

脊椎側弯ではなく，肩・上腕が上がらないために，代償的に体幹を傾ける姿勢をとっています。余計に肩や首が痛くなりそうですね。

4. 帯状疱疹の関与が疑われる ×

皮膚の状態から帯状疱疹は疑われません。

なお翼状肩甲（winged scapula）については，長胸神経単独麻痺 → 前鋸筋麻痺＝肩甲骨がアンカーできなくなって，肩の挙上ができなくなる，が典型的です。肩甲骨内側の大小菱形筋が麻痺しても，内側縁がめくれるように浮き上がり，翼状肩甲を呈しますが，この場合は肩の挙上は可能です。長胸神経麻痺は案外と頻度が高く，重いリュックなどを担いでいると，鎖骨や前胸部で長胸神経圧迫を生じたりします（リュックサック麻痺）。庭仕事・力仕事をした後に肩が上がらなくなったというパターンもあります。

また，帯状疱疹ウイルスによる Ramsay Hunt 症候群で，激痛と顔面神経麻痺が生じることは有名ですが，その他の部位でも根単位で上肢の運動麻痺を併発することは，比較的まれですがあります。

Cohen JI. Herpes zoster. N Engl J Med 2013; 369 (3): 255-263.

A7 まず行うべき検査は？

1. 徒手筋力テスト ◯ 4点

まず徒手筋力テストで，筋力低下の範囲を確認する必要があります。専ら神経根単位で説明のつく分布となるはずです。感覚障害は詳細に調べると軽微

ですが，存在することがあります。

2. **神経伝導検査と筋電図** ……………………………………… △ **2点**
   筋力テストをした上で，神経伝導検査など，電気生理検査をしましょう。

3. **脳血流検査（SPECT）** ……………………………………… ×
   pure motor stroke などの脳梗塞も警戒すべきでしょうが，その場合，廃用性筋萎縮はそれほど急には来ないし，単純 MRI で病変なし。造影 MRI や脳血流を大至急で施行する必然性はありません。

4. **造影 MRI** ……………………………………………………… ×
   同上です。

神経痛性筋萎縮症は，知っていないと診断を思い付かない疾患のひとつです。しかし知らなかったとしても，根単位の症候局在 → 解剖で根または腕神経叢の障害として「腕神経叢 疼痛 筋萎縮」と検索すると，「神経痛性筋萎縮症」という疾患名が頻出します。筋電図検査を担当していると，比較的お馴染みの疾患ではあります。最初の報告者の名前より"Parsonage-Turner syndrome"と呼ばれることもあります。

 Parsonage MJ & Turner JW. Neuralgic amyotrophy; the shoulder-girdle syndrome. Lancet 1948; 1 (6513): 973-978.

似たような病態に胸郭出口症候群（thoracic outlet syndrome; TOS）があります。腕神経叢や血管が，鎖骨・頸肋や筋肉などの構造物によって物理的に圧迫されることで，肩甲周辺や上腕・前腕（尺側が多い）の疼くような痛み・しびれ感や脱力感を生じます。冷房などによる冷えと認識されていることも多いかと思います。静脈のうっ血で，上肢の軽度の浮腫を伴うこともあります。ファッション的なこともあって，ママチャリでなくロードバイクに乗って，比較的重めの荷物を担いだりしても生じやすいかもしれません（筆者自身の経験です）。

なお，肺尖部に生じ，腕神経叢・胸壁構造に浸潤する肺癌（Pancoast 腫瘍）によっても非常に似た症状が生じることがあり要注意です。

 胸郭出口症候群　日本整形外科学会
 https://www.joa.or.jp/jp/public/sick/condition/thoracic_outlet_syndrome.html

「四十肩」「五十肩」「五十腕」「五十手」などと俗に呼ばれる症状がありますが，肩関節周囲炎だけではなくて，上記のような病態も混ざっているかもしれません。

神経根周辺で神経因性疼痛を来す疾患

神経障害性疼痛は，末梢神経から脊髄を経て大脳に至るまでのいかなる部位の障害によっても生じ得ますが，そのメカニズムはよくわかっていません。

神経障害性疼痛といえば，すでに言及した帯状疱疹が最も頻度の高い背景疾患です。皆，大抵一度は幼児期にかかる水痘の後に，脊髄神経後根や三叉神経節にひそんでいた帯状疱疹（水痘）ウイルスが，ある時，急に活性化し，神経節より末梢神経に沿って皮膚に至り，痛み・痛痒さを伴う発赤と発疹を生じます。末梢側だけでなく，中枢側に炎症が進むこともあり，この場合は髄膜炎・脊髄炎を生じることになります。

帯状疱疹は相当に痛いものですが，老人の場合は特に痛みを訴えないにもかかわらず，食欲と自発性とが急に低下したため，調べたら帯状疱疹が生じていたということもあります。かかりつけ医であればマメな視診（実用的には着衣を脱がすのはめんどくさいことが多いので，デイケアや入浴サービス担当者からの情報聴取）が必要だと思います。
　　日本皮膚科学会ホームページ. https://www.dermatol.or.jp/qa/qa5/q11.html

後根神経節といえば sensory neuronopathies（ganglionopathies）という病態があります。paraneoplastic syndrome として，あるいは Sjögren syndrome をはじめとした自己免疫疾患の合併や抗がん剤の副作用で生じます。焼け付くような痛み，歩行不安定・失調・手のアテトーゼ様の動き（psuedoathetosis）が見られます。
　　Kuntzer T et al. Clinical features and pathophysiological basis of sensory neuronopathies (ganglionopathies). Muscle Nerve 2004; 30 (3): 255-68.

脊髄後根神経節は機械的圧迫に比較的脆弱であるということもあって，変形性脊椎症による坐骨神経痛や腰痛の発症機序に深く関与しているようです。
　　日本整形外科学会. 腰椎椎間板ヘルニアのガイドライン. 東京: 南江堂; 2011.

難治性疼痛の代表といえば複合性局所疼痛症候群（complex regional pain syndrome；CRPS。症状が複雑で病態がよくわからず，患者対応が難しいため，ドクターがよく敬遠します）があります。骨折，捻挫，打撲などの外傷をきっかけとして，慢性的な痛みと浮腫，皮膚温の異常，発汗異常などを伴う難治性の慢性疼痛症候群。病院関連では，採血や注射の後でこの疾患を生じたとして医事紛争になるケースがしばしばあります。局所侵害受容器・small fiber を中心とした神経伝達・中枢の疼痛ネットワークの障害と括られますが，明白な外傷歴が存在しない例もあり，病態は未だ謎です。以前は反射性交感神経ジストロフィー（RSD）と呼ばれていましたが，必ずしも交感神経が関与しているとは限らないということで，CRPS と呼ばれるようになりました。これからも疾患概念が変わっていくと思いますので，時々はググっておく必要があります。
　　住谷昌彦他, 厚生労働省 CRPS 研究班. 本邦における CRPS の判定指標. 日本臨床麻酔学会誌 2010; 30 (3), 420-429.

CRPS と似たものかもしれませんが,「非定型顔面痛／非定型歯痛」が耳鼻咽喉科領域や歯科領域で,難治性疼痛として問題になることがあります。原因不明の年単位で持続する顔面痛・歯痛。歯科処置などに伴うことも多いようです。三叉神経痛との鑑別が問題になりますが,疼痛部位は神経支配を無視して拡大し,飛び火することもあります。国際頭痛学会では ICHD 第3部 13-11 "Persistent idiopathic facial pain 持続性特発性顔面痛" として分類されています。三環系抗うつ薬によって一定の効果がある例もあります。時にはボツリヌス注射による治療が試みられることもあります。

  日本頭痛学会. 国際頭痛分類. 第3 β 版. 東京: 医学書院; 2014.

有痛性糖尿病性神経障害（painful diabetic neuropathy；PDN）は糖尿病に伴って末梢神経障害を生じ,表在感覚低下・深部感覚障害・自律神経障害のいずれかが中心という人が多いのですが,しびれ感〜疼痛・アロディニア・穿刺痛・電撃痛・灼熱痛(burning pain)が目立つという人もいます。

高血糖状態持続によって生じる神経障害なのですが,むしろ治療開始後に疼痛が生じるということもあります。特に長期間高血糖状態を放置していた患者の血糖を急速にコントロールした場合に生じやすいといわれ,この場合は有痛性治療後神経障害（post-treatment painful neuropathy；PPN）として区別して呼ばれます。

  高橋良当他. 糖尿病における治療後有痛性神経障害 86 例の病態. 糖尿病 1998; 41 (3); 167-170.

神経障害治療剤としてアルドース還元酵素阻害薬,疼痛に対してプレガバリンや SNRI のデュロキセチン,トピラメートなどが使用されます。

  Raskin P et al. Topiramate vs placebo in painful diabetic neuropathy. Analgesic and metabolic effects. Neurology 2004; 63 (5): 865-873.

PPN については「血糖値改善後数週間から2〜3カ月で発症することが多い。痛みは数カ月続くことがありますが,発症後も血糖値を正常に保っていれば末梢神経が徐々に回復し,痛みが和らいでくる」ということになっていますが,運悪く,次の症例のように難治性疼痛となってしまったというケースも少なからずあります。

> **症例　PPN で難治性疼痛**
>
> 40歳代，男性，元ラーメン屋店主。お店はそこそこ繁盛し，肥満傾向で体重は一時90kgを超えていた。糖尿病を指摘されたが，忙しくて数年間放置。HbA1cは10超だったらしい。近医で糖尿病の治療を開始後（詳細不明），両下肢より激しい疼痛が出現，前後して体重が激減して60kgくらいになった。その後も数年以上，疼痛が持続している。うつ状態で廃業し，生活保護で暮らしている。種々の抗痙攣薬などを試してきているが奏功せず。

糖尿病は初期から早めに治療をすべき。しかし，長年放っておいた，ひどい糖尿病はムキになって早急なHbA1c値のコントロールはしないということになるかと思います。最近は非薬物治療，食事療法として糖質制限食も広まってきています。

さて，HbA1cをそんなにムキになって落とさなくてもいいのではないかという対応は，内分泌内科を専門に選ぶタイプ（多分，几帳面な人が多い）のお医者さんの本能に背くかもしれません。しかし，2008年に米国糖尿病学会で発表された「強化療法によって2型糖尿病患者の心血管障害を低減できるかどうかを検討する臨床試験（Action to Control Cardiovascular Risk in Diabetes試験；ACCORD試験）」の結果は予想に反し，強化治療群（HbA1c平均値6.4%）では標準治療群（HbA1c平均値7.5%）に比べ，総死亡が約22%増加して，早期に終了という衝撃の結果でした。おそらく強化療法による血糖降下や血糖日内変動幅の増大が，高血糖に負けず劣らず心血管障害を引き起こしてしまった結果だと考えられます。認知障害に反復する低血糖は禁忌です。今後の高齢社会，認知症対策が急務の時代には，血糖コントロール対策がこれまでと大きく変わる可能性があります。

Skyler JS et al. American Diabetes Association; American College of Cardiology Foundation; American Heart Association. Intensive glycemic control and the prevention of cardiovascular events: implications of the ACCORD, ADVANCE, and VA diabetes trials: a position statement of the American Diabetes Association and a scientific statement of the American College of Cardiology Foundation and the American Heart Association. Diabetes Care 2009; 32 (1): 187-192.

Whitmer RA et al. Hypoglycemic episodes and risk of dementia in older patients with type 2 diabetes mellitus. JAMA 2009; 301 (15): 1565-1572.

全身がこわばって歩けない・家事ができない

50歳代，主婦。某年3月より鼠蹊部の痙攣を感じた。その後，下肢末梢方向に徐々に広がっていき，翌年2月には爪先まで痙攣するようになった。前後して同様に背中から肩の痙攣を生じ，それは遠位方向に手指の先まで広がっていった。最近は指に力が入りにくく，ジャガイモの皮を剥いたりしにくい。歩行には杖を要し，やや痙性。精査のために入院。

既往：55歳時から糖尿病でインシュリン治療。
内服薬：キネダック。
所見：意識障害なし。全身の有痛性痙攣（下肢優位）。明らかな筋力低下はなし。温痛覚・触覚・振動覚は異常なし。四肢腱反射正常，Babinski反射陰性，協調運動正常。杖歩行でやや痙性，tandem gaitと片足立ち不可。

Q8 正しいのはどれ？

1. 糖尿病はおそらく1型糖尿病である
2. 神経伝導検査で脱髄性変化が示唆される
3. 筋生検で筋線維の大小不同が認められる
4. 髄腔内バクロフェン注射（ITB）の適応がある

Stiff-person disease という病気があります。抗 GAD 抗体という 1 型糖尿病と共通の抗体が存在することがあります。この方も「抗 GAD 抗体陽性」により確定診断ができました。前後してクロナゼパムで対症療法をして，血漿交換を数回施行した後，タクロムリス投与で外来フォロー中です。

A8 正しいのはどれ？（2つ選んで4点）

1. 糖尿病はおそらく 1 型糖尿病である……………………………… ○
   抗 GAD 抗体により，糖尿病と Stiff-person disease が生じているものと思われます。
2. 神経伝導検査で脱髄性変化が示唆される …………………… ×
   末梢神経障害ではない。
3. 筋生検で筋線維の大小不同が認められる ……………………… ×
   筋疾患でもありません。後述するように，抗体によって運動ニューロンが過剰に興奮して，筋肉が突っ張る病気です。
4. 髄腔内バクロフェン注射（ITB）の適応がある ……………… ○
   免疫的な治療で効果不十分な重症例には髄腔内バクロフェン持続注射の適応もあり得ます。

   Silbert PL et al. Intrathecal baclofen therapy in stiff-man syndrome: a double-blind, placebo-controlled trial. Neurology 1995; 45 (10): 1893-1897.

全身の有痛性筋痙攣が全面に出る疾患は，この Stiff-person disease のほかに，Issacs syndrome と里吉病が主なところになります。里吉病は主に小児の病気ですので，神経内科外来では鑑別が問題になることはあまりないと思います。局所的には多発性硬化症などでも painful tonic spasm がしばしばみられますが，全身に見られるとなると疾患はかなり限られます。

Stiff-person disease

成人に発症する持続性の全身性筋硬直と発作性有痛性筋痙攣を主症状とする自己免疫疾患です。体幹筋より初発して，数週～数カ月で全身性・持続性になります。抗 gultamic acid decarboxylase（GAD）抗体が 50～70% の患者で陽性。その他のいくつかの自己抗体が原因として知られています。GAD は L-グルタミン酸から GABA の生成に働く酵素。

抗体産生 → GAD の機能が阻害 → GABA 作働性ニューロンが障害 → α 運動ニューロンの興奮性亢進 → 多シナプス性の外受容体反射の亢進

という病態とされています。この抗体は 1 型糖尿病のマーカーとしても有名です。乳癌，

肺癌，大腸癌，Hodgkin リンパ腫，咽頭癌，胸腺腫などの合併も知られており，傍腫瘍性神経症候群として発症することもあります。

抗 GAD 抗体陽性例では最初は 2 型糖尿病のように見えていても，緩徐進行 1 型糖尿病（slowly progressive IDDM；SPIDDM）に移行していくものもあるようです。不適切な治療でベータ細胞を廃絶させてしまうと，必然的に糖尿病合併症が短期間で出現し，QOL の低下と寿命の短縮を招きます。

  Dalakas MC. Advances in the pathogenesis and treatment of patients with stiff person syndrome. Current neurology and neuroscience reports 2008; 8 (1): 48-55.

Issacs syndrome

アイザックス症候群は後天的に電位依存性 K チャネルに対する抗体（抗 VGKC 抗体）が産生され，これにより中枢神経，末梢神経，自律神経の過興奮が起こる疾患。fasciculation cramp syndrome とも呼ばれる。

主に下肢の運動で誘発される筋痙攣・筋痛・筋硬直が主訴。睡眠時もミオキミアが持続。発汗過多・唾液 / 涙分泌過多・膀胱直腸障害などの自律神経症状，不整脈（期外収縮，QT 延長），不眠・不安・抑うつなどの精神症状，体重減少などを示します。ミオキミアにせん妄を合併すると Morvan 症候群となります。

ちょっと前までは一口に「抗 VGKC 抗体」で OK でしたが，最近は症例によって病態がややこしくなり，専門でなければ，いまいちフォロー仕切れないところがあります。電位依存性 K チャネル（VGKC）は種々の分子と複合体を形成しており，実際は VGKC ではなく，その VGKC に結合している蛋白を標的にしている，何種類もの自己抗体が最近は弁別されています。VGKC 複合体抗体とも呼ばれています。それぞれ標的とする分子が異なり，結果として種々の疾患・臨床症候の表現形が生まれるようです。

Issacs 症候群については kv 抗体，Caspr2 抗体，LGI1 抗体なども知られています。VGKC 複合体抗体によって生じる疾患として，特殊なてんかん（faciobrachial dystonic seizures; FBDS）や辺縁系脳炎も最近注目されています。

  渡邊 修. Isaacs 症候群とその周辺疾患. 臨床神経 2013; 53: 1067-1070.

里吉病

「全身こむら返り病」とも呼ばれます。全身の有痛性筋痙攣・脱毛・下痢が特徴的な疾患。おそらく，これも自己免疫疾患。多くは十歳前後での発症です。

  里吉営二郎. 全身こむら返り病（里吉病）. 日本内科学会誌　創立 100 周年記念号 2002; 91(8).

パート2

脳症・頭痛など

1 若年者の脳萎縮・痙攣発作・精神症状

20歳,男性,専門学校生。

主訴:幻聴。

現病歴:生来健康で,学校ではクラス委員長をするなど活発な性格であった。18歳のときに全身痙攣を半年で3回生じた。3回目発作後の入院時頭部画像で,大脳白質病変を認めたが,原因を特定できずに経過観察になった(下図)。その半年後から「神の声が聞こえる」などの幻聴・妄想が出現。ステロイドパルスが行われ,精神病薬と副腎皮質ステロイド薬投与を受けていたが,某日,意識レベルが急に低下して再度入院。抗痙攣薬投与で症状は改善。しかし,その3カ月後にも再び幻聴が出現し,話しかけに対する反応性が不良となった。

家族歴:特記すべきことなし。

2回目の入院時所見:全身理学所見は著変なし。髄膜刺激徴候なし。幻聴があり,視線が虚ろで発語がほとんどみられず。言語性IQの低下と構成失行,右下1/4盲と視空間失認を認める。脳神経系の異常なし。運動系・感覚系・協調運動・自律神経系は異常なかったが,両上肢にミオクローヌスを認めた。

Q9 正しいものを1つまたは2つ選ぶとしたら?

1. 統合失調症の可能性が高い
2. 画像より白質脳症があるがU-fiberは障害されていない
3. 脳萎縮が著明である
4. 思春期にありがちな一過性の病態である

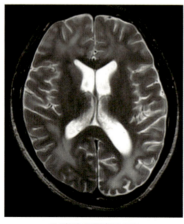 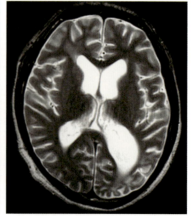

入院時の頭部MRI　　　その半年後,2回目入院時の頭部MRI

脳脊髄液検査	
比重	1.005
細胞数	7/μL（リンパ球優位）
蛋白	40mg/dL
糖	55mg/dL
クロール	124mEq/L
IgG index	0.52
オリゴクローナルバンド	陰性
ミエリン塩基性蛋白	陰性

血液データ	
IL-6	65.5 pg/mL（<4.3）
乳酸	13.6mg/dL（参照値 4.0-16.0）
ピルビン酸	0.4mg/dL（参照値 0.3-0.9）
HLA B51	陰性

A9 正しいものを1つまたは2つ選ぶとしたら？（2つ選んだら0点）

1. **統合失調症の可能性が高い** ……………………………………… ✗
   亜急性でまた再発性に症状が進行しています．後述するように，炎症性と思われます．
2. **画像より白質脳症があるが U-fiber は障害されていない** ……… ✗
   U-fiber（弓状線維）は intact な状態では鉄を含んでいて，T2WI で皮質直下の低信号帯状影として確認することができます．この症例の MRI では皮質直下まで病変が及んでいます．
3. **脳萎縮が著明である** ……………………………………………… ○ 4点
   18歳の脳としては脳萎縮が著明です．
4. **思春期にありがちな一過性の病態である** ……………………… ✗
   以上により思春期の一過性病態といった"ぬるい状態"ではあり得ません．

Uファイバー（弓状線維）というのは皮質直下にある線維です．短連合線維で，白質の表層を同一脳回の異なる部位や，連続する脳回同士を連絡しています．神経線維としてはミエリン化とその turn-over が遅いため，小血管病変による虚血性白質脳症ではこの部位は spare されることが多いのに対して，多発性硬化症を含む炎症性疾患では障害されることが多いようです．

　　　Ellison et al. Neuropathology: A Reference Text of CNS Pathology. Amsterdam: Elsevier; 2013.

基幹病院神経内科や救急外来では，このようなすぐには病名がわからない脳症がある頻度で見られます．若年で見るからに重篤そうなケースです．自分のいる病院の戦力や地理的状況によっては，それなりの専門病院や大学病院に紹介するというのが責任分散という意味でも現実的かもしれません．

しかし，急性期治療を行うためにも tentative diagnosis までは到着したいものです．「白質脳症　脳萎縮　精神症状　痙攣」，あるいは画像からあり得そうな疾患を1つ思い付けば，例えば「ベーチェット病　白質病変　鑑別」や「ミトコンドリア脳筋症　白質病変　鑑別」などで鑑別診断を芋づる式にピックアップできます．それらのなかから18歳くらいで生じて矛盾のない病気が鑑別診断の軸になります．ベーチェット病については反復性の外陰部・口腔粘膜アフタ性潰瘍（−），HLA B51 陰性，厚労省診断基準などから一応除外しました．ミトコンドリア脳筋症についても，乳酸・ピルビン酸正常域や診断基準から除外しました．

なお，言うまでもないことですが，突然・急性発症の精神症状や痙攣なら治療可能かつ

ASAPという意味でも,「ヘルペス脳炎／辺縁系脳炎」はまず考えないといけません。念のため。

「白質脳症, 脳萎縮, 精神症状, 痙攣」で検索すると, 他の鑑別すべき疾患がこんな感じで出てきました。
- Neuronal intranuclear inclusion body disease(NIID) またはneuronal intranuclear hyaline inclusion disease(NIIHID)
- 多発性硬化症 (MS)
- 進行性多巣性白質脳症 (PML)
- ミトコンドリア脳筋症
- 副腎白質ジストロフィー
- 中枢神経ループス (neuropsychiatric lupus/neuropsychiatric SLE; NPSLE)
- 歯状核赤核淡蒼球ルイ体萎縮症 (DRPLA)
- HIV脳症
- 進行性ミオクローヌスてんかん系
- 亜急性硬化性全脳炎 (SSPE)

この方は特に免疫抑制状態もない若年者であること・家族歴に特記すべきことがないこと・他の感染症関係が示されないこと,それにIL-6高値により,"中枢神経ループス neuropsychiatric lupus/ neuropsychiatric SLE; NPSLE(疑い)"ということになりましたが,決して確定ではありません。また,NPSLE,非ヘルペス性辺縁系脳炎,橋本脳症,Rasmussen症候群には自己抗体の重複からお互いの病態に接点があるので注意が必要です。ステロイド・免疫抑制剤である程度は進行が抑えられている印象で,炎症性疾患には間違いありません。外来通院継続中です。

Neuropsychiatric lupus(NPSLE)
- 画像所見は大したことがないことも多い
- 中枢神経,精神機能,末梢神経の障害
- 血管炎によって起こる局所の血流障害,もしくは抗リン脂質抗体が関与する動静脈血栓によって起こる
- 痙攣と精神症状の発現頻度が高い
- SLEの一般的な活動性指標(血算,CH50,抗ds-DNA抗体)は必ずしも中枢神経ループスの病態を反映しない
- 他のSLE症状を伴うものと神経精神症候単独に起こるものとがある
- 髄液のIL-6上昇(感染でも上昇することがある)

他に脳萎縮・白質脳症と精神症状などでは，下記疾患などが比較的頻度が高いと思われます。

DRPLA
- CAG リピートの異常伸長によって起こる
- 小脳・脳幹の萎縮
- 大脳白質にびまん性の白質病変（U-fiber 含む）
- ミオクローヌス，てんかん，小脳症状

PML
- HIV などの細胞性免疫の低下した状態で，JC ウイルスが脳白質に感染し，多発性に脱髄を生じる
- 運動障害（錐体路障害）が出現しやすい
- 失語症，皮質盲，痙攣，小脳症状，感覚障害なども生じる
- 確定には脳生検（髄液からの JC ウイルスも有用）

「複雑な症候で迷宮入りしかけていましたが，診断できました」という報告を時々見かけます（以下）。

Neuronal intranuclear inclusion disease (NIID) または neuronal intranuclear hyaline inclusion disease (NIHID)
- 好酸性の核内封入体が神経細胞やグリア細胞に見られる
- 神経変性疾患。孤発例が多いが，家族例もあり
- 小児発症から高齢発症まで多様。緩徐に進行
- 症状は多岐にわたり，パーキンソニズム・記銘力障害・小脳症状・自律神経障害・末梢神経障害など
- 核内封入体は筋など全身各所の細胞にも見られる
  直腸粘膜生検で診断可能
  皮膚生検の報告もある
- 画像所見はびまん性の大脳や小脳の萎縮，U-fiber 領域に目立つ白質病変，特に拡散強調画像が特徴的

視神経脊髄炎（NMO）と多発性硬化症（MS）
MS については単独で成書がいくつも書かれていますし，典型的なケースについては診断に苦慮することはさほどないかもしれませんが，2000 年頃まで MS とされてきた病態が，NMO と MS という 2 つの異なる疾患に分けて考えられるようになりました。NMO は視

神経と脊髄炎の症状を専らとした自己免疫疾患で次のどちらかがあれば診断されます。
①アクアポリン4/Aquaporin4/AQP4抗体陽性
②脊髄MRIで長い脊髄病変（脊髄の中心部に連続する3椎体以上の長さ）を認め，リンパ腫，サルコイドーシス等の他疾患が否定できる。

さて診断上のポイントとしては，以下の点に注意してください。
- 視力障害は両側性，初発は片側性のことも。
- 女性に多い（男女比1：9）。
- シェーグレン症候群やSLEや橋本病など他の自己免疫疾患の合併多い。
- MSでは通常まれな50歳以上の高齢での初発もしばしばみられる。また，MSより再発頻度が高い（>80%）。
- 当初は頭部病変がないことが診断基準の一つであったが，実は頭蓋内病変がしばしば生じる：難治性吃逆や嘔吐を伴う延髄の中心管周囲の病変・過眠症を呈する第三脳室周囲の両側視床下部病変・広範な大脳白質病変・長大な脳病変・浮腫性の大きな脳梁病変など報告あり。

日本神経治療学会治療指針作成委員会. 標準的神経治療：視神経脊髄炎（NMO）. 神経治療 30-6; 2013.

ということで，大脳の局所症状や精神症状を呈することもあり，比較的高齢なケースでは脳血管障害かどうか迷うことがあります。脳血管障害としてフォロー中でも，もしかして？と迷ったらAQP4抗体測定をオーダーすべきです。
（AQP4の本来の機能は52ページ参照）

日常診療で使える一言

皮質直下の白質病変は性質の悪い感染・炎症や遺伝性変性疾患であることが多い

2 急速に進む認知症と意識障害

63歳，男性。以前は建設現場で働いていた。X年10月幻覚が出現，近医でアルツハイマー型認知症と診断され，アリセプトが開始された。11月見当識障害，下肢の筋力低下出現。12月傾眠となり入院。入院後ステロイドパルス療法施行。一時意識状態は改善したが，急性腎不全・多臓器不全が進行し死亡した。

血液検査：sIL-2受容体抗体 14,600 U/mL（参照値 <530），LDH 335，β2-MG 8.53 μg/mL（参照値 <2.2）。
髄液検査：細胞数 8/3（異型細胞なし），蛋白 193 mg/dL。
　頭部画像（DWI，T2，ADC）：多発性脳梗塞に類似所見。

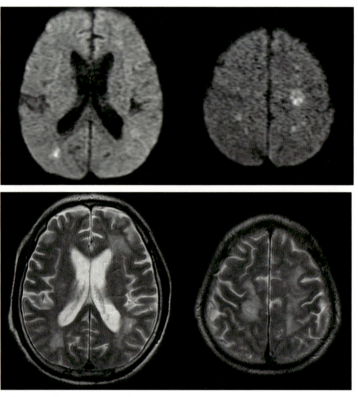

頭部MRI（DWI, T2, ADC）

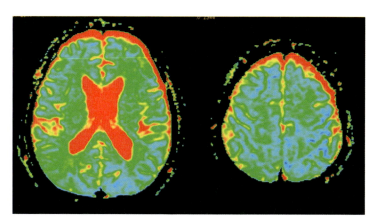

頭部 MRI（DWI, T2, ADC）

Q10 正しいのはどれ？

1. 認知症の病態自体はアルツハイマー病に近い
2. 炎症性疾患の一種である
3. 皮膚生検が診断に有用である
4. 中枢神経に特異的に生じる疾患である

2 カ月で意識障害が進行し，死亡するという急激な経過です。いくらなんでもアルツハイマー病でこんなに進行が早くはないですよね。ちょっと昔だったら剖検しないと見当もつかなかったでしょうが。

① **可溶性 IL-2 受容体抗体値が著明高値であること**
② **多発性に生じる梗塞**

により，血管内悪性リンパ腫（intravascular lymphoma; IVL）が生前から疑われました。ステロイド治療もされましたが，結果的には腫瘍崩壊症候群による急性腎不全・多臓器不全により死亡。

A10　正しいのはどれ？

1. **認知症の病態自体はアルツハイマー病に近い** ……………………… ×
   アルツハイマー病でこんなに進行はありません。
2. **炎症性疾患の一種である** ………………………………………………… ×
   炎症性ではなく，腫瘍性です。
3. **皮膚生検が診断に有用である** …………………………………………… ○　4点
   皮膚生検は確定診断に有用です。
4. **中枢神経に特異的に生じる疾患である** ………………………………… ×
   中枢神経のみならず，全身あちこちに生じます。

IVL というのは non-Hodgkin リンパ腫の比較的まれな亜型。B 細胞タイプのリンパ腫細胞が血管内に限局して増殖し，血管閉塞により皮膚・中枢神経・甲状腺・肺・心・副腎・腎病変などによる症状を生じます。好発年齢は 40 歳以降の中年から初老期。皮膚症状は 15〜30% に出現，典型的には有痛性の発赤病変。皮疹がない場合は，3 箇所以上のランダム皮膚生検で診断が付くこともあります。

神経症状に限っても，血管閉塞で起こり得る色々なパターンを取ります。

◆　進行性多巣性脳血管障害
◆　亜急性脳症
◆　脊髄症（胸・腰仙髄レベルに多い）
◆　脳神経麻痺・末梢神経障害

診断は，
✓　血清の LDH・可溶性 IL-2 レセプター抗体価上昇以外に特徴的な検査所見はない
✓　脳脊髄液：軽度の細胞増多（細胞診では異型細胞は検出されにくい）
✓　MRI Diffusion/T2 強調画像所見
✓　FDG-PET で腫瘍増殖部に集積

✓ 生検：脳・骨髄・皮膚などからリンパ腫像が得られることあり

ということで，生前の確定診断は生検でうまく IVL にヒットしないといけないのでかなり困難です。入院してからの PET 検査は，種々の事情でやりにくいのでなおさらですね。平均罹病期間 7 カ月（1 カ月〜2 年）＝予後不良です。最近はリツキシマブの使用で予後が少し延長したと言われていますが，いずれにせよ難治性の病気です。

  神経系と血管内リンパ腫. BRAIN and NERVE －神経研究の進歩 2011; 63(5).

IVL にしても悪性リンパ腫にしても，脊髄に生じた下記のような例ではさらに診断は困難と思われます。

［症例］ 脊髄に生じた悪性リンパ腫

79 歳，男性，元大学教授。
病歴：急に尿意がわからなくなり，便が出た感じもわからないと訴えて来院。一般身体所見に異常はなし。神経学的には排尿障害のため，導尿が必要な状態。会陰部から肛門部にかけて感覚障害。
血液検査 LDH 206。可溶性 IL-2 レセプター抗体 377（220-530）。β2-MG 2.48（<2.2）。

この例では可溶性 IL-2 レセプター抗体価の上昇もありませんでしたが，なぜか（？）FDG-PET が施行され，脊髄と副腎に集積像，副腎生検をして malignant lymphoma type B と確定診断がされて救命されました。

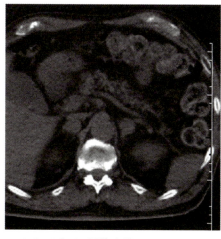
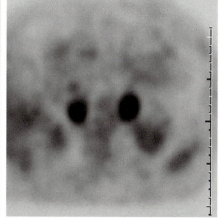

FDG-PET と CT 画像より

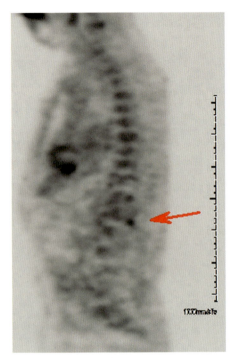

FDG-PET と CT 画像より

この方は外来で PET 検査を施行して疑うことができましたが，そうでなければ実際は Elsberg syndrome などとしてステロイドパルス治療が行われ，とりあえず一定の治療効果が得られたものの，その後再発して手遅れになったという蓋然性が高いかと思われます。

Elsberg syndrome（エルスバーグ症候群）
単純疱疹ウイルス（HSV；特に 2 型）が上行性に，仙骨神経根に直接進展し，仙骨神経根障害を併発し，排尿排便困難となり，時に尿閉に至ることもある。広義には血管障害によるものも含む。

<small>松本英之. 脊髄感染症（2）エルスバーグ（Elsberg）症候群（尿閉を伴う仙髄神経根炎）. 感染症症候群 下巻. 第 2 版. 大阪：日本臨牀社; 2013. p.140.</small>

3 急性の頭痛と嘔吐

60歳，男性。某年2月14日に中等度の頭痛と38度前後の熱発。近医で感冒薬を処方されたが改善せず，20日頃嘔吐，よく眠るようになった。受け答えもボー。2月27日からふらつきが強くなり，立位保持困難。嘔気嘔吐強く，最初に消化器内科に入院したが神経内科にコンサルトあり。意識はやや混濁しており，JCSで1桁と軽度の障害あり。neck stiffness を認める。

職歴：農業。
既往：特になし。

Q11 正しいものを2つ選ぶとしたら？

1. 頭部 MRI 撮影を要する
2. 髄液検査を要する
3. くも膜下出血の可能性は低い
4. 眼底をチェックする必要がある

周期性頭痛（要するに片頭痛）でない場合の頭痛と嘔吐の組合せについては，くも膜下出血と脳出血をまず警戒すべきです。本例も発症後，約2週間の経過ですけど，完全に否定できるわけではありません。また各種の髄膜脳炎も当然，要検討と思われます。

ということで脳の画像検査と髄液検査は必須になります。

A11 正しいものを2つ選ぶとしたら？（2つ選んで4点）

1. **頭部MRI撮影を要する** ……………………………………………… ○
   くも膜下出血などの除外と脳炎検討のために画像検査は必要です。
2. **髄液検査を要する** …………………………………………………… ○
   同上で髄液検査をします。
3. **くも膜下出血の可能性は低い** ……………………………………… ×
   頭痛と嘔気の組合せについては，くも膜下出血を慎重に除外してください。
4. **眼底をチェックする必要がある** …………………………………… ×
   画像検査・髄液検査と比べると決定的な検査ではありません。

ということで緊急MRIの後で髄液検査をしました。
髄液検査結果：初圧440mmH$_2$O，淡黄色，細胞数208/3，蛋白114，糖3mg/dL。

Column

神経内科専門医は眼底を見ることができることになっていますが，CT/MRIのない時代に，背中が煤ける思いで眼底を覗いていた時代のレベルには到底達し得ないし，正直言って散瞳なしの条件では，結局は眼底を詳しく見ることは不可能です。画像を差し置いて，頭蓋内圧亢進を眼底所見で判断するなんてのは，今や非現実的としか思えません。もちろん専門医試験の口頭試問では「眼底なんか見られません」とは口が裂けても言わないほうが無難ですが。

Q12 この髄液所見から言えることで正しいのは？

1. くも膜下出血ではない
2. 無菌性髄膜炎と思われる
3. 真菌性髄膜炎の可能性は低い
4. サルコイドーシスや癌性髄膜炎は否定される

A 12　この髄液所見から言えることで正しいのは？

1. **くも膜下出血ではない** ……………………………………………… ○　4点
   キサントクロミーもありませんし，さすがにこれで，くも膜下出血は否定してもよいかと思います。

2. **無菌性髄膜炎と思われる** …………………………………………… ✕
   糖が極端に低いので，無菌性髄膜炎≒ウイルス性髄膜炎ではないでしょう。

3. **真菌性髄膜炎の可能性は低い** ……………………………………… ✕
   髄液圧高く，細胞数が軽度〜中等度上昇で，真菌性髄膜脳炎の髄液プロフィールとして矛盾はありません。

4. **サルコイドーシスや癌性髄膜炎は否定される** …………………… ✕
   感染性ではありませんが，癌性髄膜炎や髄膜肉芽性疾患でも，髄液の細胞数・蛋白上昇と糖低下（時には著明低下）があります。

墨汁染色でクリプトコッカスと診断が付きました。墨汁がなくても万年筆のインクなどでも染まります。

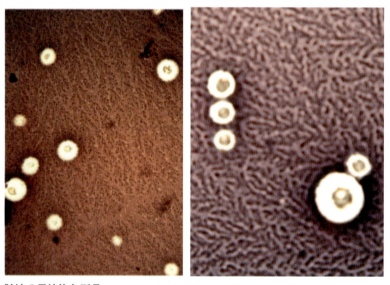

髄液の墨汁染色所見

入院後，直ちに抗菌薬（L-AMP & 5-FC）投与と頻回の髄液ドレナージ施行。徐々に嘔気や意識障害は改善。しかし3月半ばより感音性難聴が出現し，徐々に増悪（抗菌薬副作用），4月には左末梢性顔面神経麻痺が出現，脳MRIで両側後頭葉・頭頂葉・小脳中部に高信号を認めたため，別種の抗菌薬（VCZ）を追加した。最終的に左顔面神経麻痺と両側感音性難聴は残存したが，髄液所見は改善し，9月に退院した。

入院治療が半年もかかり，抗真菌薬の副作用で難聴も残ったが，歩いて自宅退院することができた。

適切な抗菌薬の使用と頻回の髄液ドレナージが功を奏しましたが，運が良かったということに尽きるかもしれません。若い人でも亡くなったり，重篤な後遺症を残すことが多い疾患ですので。

本例でもそうでしたが，正常では血糖の 60 〜 80% はあるはずの髄液糖が高度に低下していたら，おそらくその症例は無菌性髄膜炎／脳炎ではないはずです。感染性髄膜炎（細菌性＝化膿性髄膜炎，結核性，真菌性）のいずれかということになり，治療薬の選択には緊張します。細菌やそれに対応する白血球などが糖を食べてしまい，場合によって著明に低下してしまうわけです（嫌気性解糖作用）。糖は播種性サルコイドーシスや癌性髄膜脳炎でも低下します。

それぞれの髄膜炎の髄液検査プロフィールを以下の表に示します。

髄膜炎と髄液プロフィール

	外観	髄液圧 (mmH$_2$O)	細胞数 (/mm^3)	タンパク (mg/dL)	糖 (mg/dL)
正常	水様透明	70 〜 180	〜 5	15 〜 45	50 〜 80（血糖の 60-80%）
ウイルス性	水様（日光微塵）	正常〜上昇	30 〜 500 リンパ球・単球	50 〜 200	50 〜 80
細菌性	混濁・膿性	200 〜 600	500 〜多核球	50 〜 1000	0 〜 20
結核性・真菌性	水様（日光微塵）	200 〜 600	30 〜 500 リンパ球・単球	50 〜 500	〜 40

田崎義昭他: ベッドサイドの神経の診かた. 第17版. 東京: 南山堂; 2010.

無菌性髄膜炎はリンパ球優位ということになっていますが，病初期には時に好中球が多いこともあります。また細菌性髄膜炎で，1回目の検査では細胞数増多が認められないこともあります。その場合は再検をする必要があります。

 Hase R. Bacterial meningitis in the absence of cerebrospinal fluid pleocytosis: A case report and review of the literature. Can J Infect Dis Med Microbiol 2014; 25 (5): 249-251.

日常診療で使える一言
頭痛プラス嘔吐は危険信号

脳脊髄液については長らく脳脊髄の周りを循環して神経細胞に栄養を与え，老廃物を除去するものと考えられていました。しかしごく最近になって脳脊髄液は自然な拡散だけでなく，ポンプのような機能によって能動的に脳の老廃物を排出し脳内免疫機構にも関与していることがわかってきました。この脳脊髄液／間質液の交通システムを"Glymphatic system"と呼ぶようになっています。更に 2015 年には Nature 誌に「脳にもリンパ管がある！」というこれまでの「無い」として疑われていなかった常識を覆す論文が掲載されたくらいです。脳脊髄液や脳内のリンパ排液については基本的なところからまだまだ未解明なことが多いと言えます。そのうち「脳にはリンパ管がある」ということで"G"の文字が取れて普通に"CNS lymphatic system"といった名称のほうが一般的になるかもしれません。

Louveau A et al. Structural and functional features of central nervous system lymphatic vessels. Nature 2015; 523(7560): 337-341.

脳脊髄液の産生と吸収

脳脊髄液は脈絡叢や脳表毛細血管で産生される。吸収経路は多数あって，①脳表の毛細血管，②くも膜顆粒，③脳神経や脊髄神経周囲，④嗅神経に沿って頸部リンパ節に至るリンパ経路など。古典的には脳脊髄液の吸収の主な場所はくも膜顆粒と長らく記載されているがどうやらそうではないらしい。

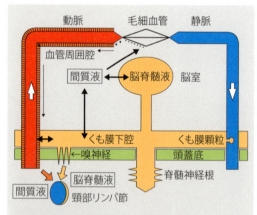

脳間質液と脳脊髄液のリンパ排液

脳脊髄液は，脳室の脈絡叢や脳表の毛細血管から産生され，吸収路は，脳表の毛細血管，くも膜顆粒，脳神経や脊髄神経周囲，嗅神経に沿って頸部リンパ節にいたるリンパ経路などがある。脳代謝産物をふくんだ間質液は，毛細血管基底膜に入り，動脈周囲腔内の基底膜を通り，頭蓋底部では内頸動脈に沿って頭蓋外に出て，最終的には頸部リンパ節に到達する。脳脊髄液と脳間質液は，脳室壁，脳表軟膜，くも膜下腔動脈の血管周囲腔で両方向性に交通している。

木多眞也．髄液と間質液の吸収機序：近年の知見に基づいた新しい仮説．臨床神経 2014; 54: 1187-1189. より一部改変．

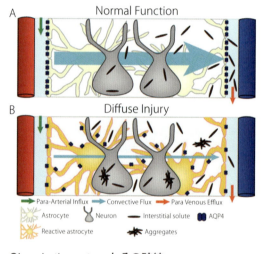

Glymphatic system とその破綻

血管周囲腔から脳脊髄液が脳内に入り間質液と混じり老廃物などを運んで血管周囲腔に排出。この脳脊髄液の出入り／glio-vascular pathway／glymphatic system では，血管周囲腔を裏打ちする astrocyte endfeet に沿って発現している水チャネルである Aquaporin-4（AQP4）が重要な機能を担っている。脳血管障害や外傷や炎症によって Reactive astrogliosis が生じると，AQP4 の発現が乱れて脳脊髄液の出入りが阻害される。このような glymphatic system の機能低下によって老廃物などの排出が低下し，更には Aβ や tau などの不溶性タンパク蓄積を生じるものと推定される。この血管周囲リンパ排液の停滞は脳小血管病や特発性正常圧水頭症の機序を考える上でも重要と考えられる。また言うまでもなく NMO の病態を考える上でも AQP4 はその中心となる。

Iliff JJ et al. The Microcirculation—Fantastic Voyage; Is there a cerebral lymphatic system?. Stroke 44: S93–S95. 2013.

4 若い女性の頭痛・脳症

20歳前後，女性，店員。某年6月上旬に感冒様症状，頭痛と倦怠感あり。6月15日近医を受診し，感冒薬をもらった。6月25〜26日頭痛と嘔吐で点滴。6月27日には体温計も上手に使えず，食事を取るのも緩慢となり，食べさせてもらったりしていた。叫び声など，奇異な行動や意味不明な言動が見られるため某基幹病院へ入院。脳MRIでは明らかな異常を認めなかったが，「100－7」の計算不可など，注意・見当識の障害あり。家族と同居。海外渡航歴はない。ネコが大好きで飼育している。

髄液検査：細胞数144/3（リンパ球128），蛋白81，糖49。

Q13 この時点で正しいことは？

1. 腹部CTを撮影する
2. アシクロビル点滴をする
3. 細菌性髄膜脳炎の可能性が相当程度ある
4. 結核性髄膜脳炎の可能性が相当程度ある

A13 この時点で正しいことは？（2つ選んだ場合4点）

1. **腹部 CT を撮影する** ……………………………………… ○ **2点**
   卵巣奇形腫と非ヘルペス性辺縁系脳炎という組合せは有名です。
2. **アシクロビル点滴をする** ……………………………………… ○ **2点**
   ヘルペス脳炎の治療は一刻を争うので，診断がついてなくてもアシクロビルを投与する必要があります。
3. **細菌性髄膜脳炎の可能性が相当程度ある** ……………………… ×
   髄液糖が低下してないことなどより，細菌性髄膜脳炎・結核性髄膜脳炎の可能性はそれほど高くないでしょう。
4. **結核性髄膜脳炎の可能性が相当程度ある** ……………………… ×
   同上。

入院後の検査結果と画像などでヘルペス脳炎は否定的でした。意識障害は徐々に改善。39～40度の熱発は持続。炎症源の確認のために全身 PET を行ったところ（今では種々の事情で入院中には施行しにくいと思います。この時はたまたま施行しました），右腋窩と腹部大動脈周囲のリンパ節腫脹が認められ，生検では壊死性リンパ節炎の所見でした。プレドニン 40mg を開始しましたが，意識障害と熱発が再度出現し，髄液検査で細胞数・蛋白上昇を認め，脳炎再発。しかしその後，再び軽快していき，8月17日に後遺症なく退院し，以降，数年再発なし。

髄液麻疹・サイトメガロ・水痘・ヘルペス抗体価の有意な上昇なし。
血液データで Sm 抗体，MPO-ANCA 陰性，トキソプラズマやマイコプラズマに対する抗体上昇もなし。sIL-2 受容体抗体 998（参照値 <530）。

急性辺縁系脳炎

非ヘルペス性辺縁系脳炎で，若い女性の場合は卵巣奇形腫を伴うものが有名です。多分，画像検査や詳細な免疫分子マーカー検査も存在していなかった昔は，「分裂病（統合失調症）」としてゲームエンドになったケースもたくさんあったと思います。これを含めて急性辺縁系脳炎には下記のようなものが含まれます。

- ✓ ウイルス直接侵襲（一次性）脳炎
- ✓ 傍感染性脳炎・脳症
- ✓ 傍腫瘍性脳炎・脳症
- ✓ 全身性膠原病合併脳炎・脳症
- ✓ その他・分類不能

抗NMDA受容体抗体などの抗グルタミン酸受容体抗体が知られています。この抗体の種類や特異性の議論もアップデートの早い分野ですので，必要があれば検索や研究機関への問い合わせが必要です。

なお，この症例では脳MRIは造影も含めて数回撮影していますが，異常所見はなく，明らかな辺縁系脳炎と特定はできませんでした。

さて，亜急性壊死性リンパ節炎（菊池病）で，無菌性髄膜炎というのはよく生じるようです。しかし，今回は見当識障害や精神錯乱もあり，脳症または脳炎なのですが，後から文献をチェックしても，菊池病で脳炎というのは案外出てきませんでした。

菊池病

壊死性リンパ節炎は，現在では組織球性壊死性リンパ節炎と呼ばれることが多いようです。1972年，当時福岡大学第1病理学教授であった菊池昌弘により報告。「比較的若い女性に多く，初めは前駆症状として扁桃腫脹を伴う上気道症状が発現し，それと相前後して，主に側頸部の皮下リンパ節腫脹と白血球減少を来し，腫脹リンパ節に壊死巣が存在し，組織球と大型のリンパ球が増殖しているが，好中球などの浸潤は見られないという特異な組織学的所見を示す全身性の病気」となっています。

 菊池昌弘．特異な組織像を呈するリンパ節炎について．日内学誌 1972; 35: 379-380.

不勉強なのと忙しかったので，この時に思い付きませんでしたが，後から考えると「菊池病との鑑別」で「脳症」を起こし得るものとして，「猫ひっかき病（Cat scratch disease；CSD）による脳症」というのがこのケースと，もしかしたらぴったり合致するかもしれません。最近の臨床神経誌を読んでいて気が付きました。

CSD脳症は一般にリンパ節腫脹が出現してから1～6週間（平均2週間）以内に，多くは突然の痙攣で始まり，その後，昏睡や精神錯乱など精神障害が生じ，急性期には項部硬直・腱反射の亢進や減弱・筋力低下が認められることもありますが，発症2～10日以内，遅くても1カ月以内に後遺症を残すことなく治癒する予後良好な疾患とされています。

 Lewis DW & Tucker SH. Central nervous system involvement in cat scratch disease. Pediatrics 1986; 77: 714-721.

臨床神経誌の報告では「約1カ月前より微熱および鼠径部リンパ節腫脹があり，その後，発熱・嘔気・嘔吐を伴う頭痛，不穏・意識障害が出現。発症直後の髄液検査で細胞数の軽度増加や軽度の蛋白上昇が見られていたものの，その後，異常所見は認められず，頭部の画像所見でも異常や神経症状の遷延化もなかった．脳波検査では非特異性でびまん性の徐

波が認められたが，症状の改善とともに正常脳波に回復し，これは本症で見られる一般的な経過に一致した」との由で，今回のケースと概ね合致しています。

> 山下裕之他．脳症を呈した猫ひっかき病の34歳女性例．臨床神経 2012; 52: 576-580.

猫ひっかき病

原因菌はグラム陰性菌のバルトネラ・ヘンセラ菌（*Bartonella henselae*）である。日本では猫の9〜15％が菌を保有している。喧嘩をしたり，他の猫と接触の多い雄猫や野良猫に多い傾向がある。また，1〜3歳の若い猫の保菌率が高いという報告もある。犬からの感染報告もある。

> 環境省．人と動物の共通感染症に関するガイドライン．東京：環境省自然環境局総務課動物愛護管理室 2007. pp.38-39

菊池病との鑑別については「猫ひっかき病」や「伝染性単核症」を含めた炎症性・非腫瘍性リンパ節症とともに「悪性リンパ腫」との鑑別も重要です。これについては九州大学第一内科の教授だった柳瀬敏幸先生の概説と考察が大変勉強になります。これこそ内科の真髄です。あまり関係はないけれど，いわゆる旧帝大でナンバー内科が残っているのは，九大と北大だけになってしまいました。

> 柳瀬敏幸．病気のプロフィル NO 27 - 福岡逓信病院．http://www.hospital.japanpost.jp/fukuoka/health/info04.html

ということで診断が難しそうなケースでは，海外渡航歴・食事歴に加えて，ペット飼育の有無も問診しておく必要があります。

日常診療で使える一言
難しそうなケースではペット飼育歴や海外渡航歴も要注意

片麻痺だけど頭部 MRI 正常？

30 歳代後半，男性，自営業。誘因なく，突然左手の先から徐々にしびれ感が出現し，次いで左上下肢の脱力が生じた。脳梗塞疑いとして救急車で来院。頭部 CT では出血なし。約 3 時間後に脱力は消失。以前（詳細不明）にも同様のことがあったらしい。羞明と頭痛を訴え，不機嫌。TIA 疑いとして引き続き精査をしたが，頭部 MRI や心エコー，ホルター心電図でも異常なし。糖尿病や脂質異常症なし。

Q14 外来フォローで処方するものとして適切でないのはどれ？

1. Ca 拮抗薬
2. β ブロッカー
3. バルプロ酸
4. スマトリプタン

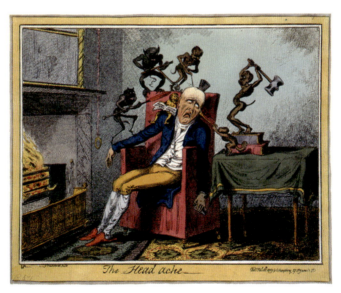

19 世紀初めに書かれた「頭痛」の絵
George Cruikshank, "The Head Ache", 1812 年．
Licensed under the public domain via Wikimedia Commons.

だいぶ前に経験した症例です。不機嫌でよくわからないことを言って，自己退院してしまった症例で「悪化しても知らないから（怒）」と若かった当時は思ったのですが，今から考えたら片麻痺性片頭痛ですね。頭痛のために猛烈に機嫌が悪かったわけです。前兆として片麻痺＋感覚，視覚，言語症状と，まるで脳血管障害のようなものが片麻痺性片頭痛です。上肢だけの単麻痺ということも多いようです。

ちなみにググった場合，「TIA　鑑別　若年」「片麻痺　TIA　鑑別」という検索語ではなかなか引っかからず，「片麻痺　頭痛」と入れれば一発で出てきます。

孤発性片麻痺性片頭痛（SHM）は家族歴のない場合，de novo mutation の可能性あり。家族性片麻痺性片頭痛（FHM）はチャネロパチーがほとんど，CACNA1A, ATP1A2, SCN1A 遺伝子など。

A14 外来フォローで処方するものとして適切でないのはどれ？

片麻痺性片頭痛に対してトリプタンは禁忌とされています。予防療法として Ca 拮抗薬（特に塩酸ロメリジン）やβブロッカー（プロプラノロール，メトプロロール等）がよく用いられます。抗てんかん薬であるバルプロ酸やトピラマート，三環系抗うつ薬のアミトリプチリンも予防薬として有用性があります。

1. **Ca 拮抗薬** ……………………………………………… ×
   予防薬として適切です。
2. **βブロッカー** …………………………………………… ×
   予防薬として適切です。
3. **バルプロ酸** ……………………………………………… ×
   予防薬として適切です。
4. **スマトリプタン** ………………………………………… ○　4点
   禁忌です。

片麻痺性片頭痛の診断基準
1.2.5 孤発性片麻痺性片頭痛（FHM）
A．BおよびCを満たす頭痛発作が2回以上ある
B．前兆は，完全可逆性の運動麻痺（脱力）と，少なくとも以下の1項目からなる 　1 陽性徴候（きらきらした光・点・線など）および・または 陰性徴候（視覚消失）を含む完全可逆性の視覚症状 　2 陽性徴候（チクチク感）および・または 陰性徴候（感覚鈍麻）を含む完全可逆性の感覚症状 　3 失語性言語障害で完全可逆性
C．少なくとも以下の2項目を満たす 　1 少なくとも1つの前兆は5分以上かけて徐々に進展するか，および・または 異なる複数の前兆が引き続き5分以上かけて進展する 　2 それぞれの前兆の持続時間は5分以上24時間未満 　3 1.1「前兆のない片頭痛」の診断基準B〜Dを満たす頭痛が，前兆の出現中もしくは前兆開始後60分以内に生じる

日本頭痛学会. 国際頭痛分類. 第3β版. 東京: 医学書院; 2014.

さて，このように片頭痛前兆には片麻痺という特殊なものもありますが，古典的にはギザギザ・閃光と暗点拡大が20分くらい続く，視覚性前兆がほとんどです。

片頭痛には，
　①前兆を伴う頭痛
　②前兆を伴わない頭痛
　③前兆だけで頭痛を伴わない場合

の三型があると考えてよく，同一個人にこれら三型を伴う場合もあります。片頭痛は女性に多く，これら三型を合わせると，日本で少なくとも1000万人はいると考えられます。①②は何故か高齢化とともに出現が減り（女性では特に閉経後），一方，③は高齢化とともに，①②とは別に独立して出現します。

神経学の巨人の一人，Miller Fisherは自身がこの③に罹患し，自らの詳細なエピソード・症候観察から，これをlate-life scintillating zigzags without headache，あるいはlate-life migraine accompanimentsと名付けて発表しています。

　Fisher CM. Late-life (Migrainous) scintillating zigzags without headache: One person's 27-year experience. Headache 1999; 39 (6): 391-397.
　Fisher CM. Late-life migraine accompaniments--further experience 1986; 17 (5): 1033-1042.

締め付ける感じと訴える場合は緊張型頭痛とすることが多いようですが，実際は「頭痛持ち」で，吐いたり寝込んだりする（体動を避ける）のはまずは片頭痛と考えた方がよいようです。ただ，ややこしいのですが，日本人の片頭痛持ちはほとんどが同時に緊張型頭痛を持っています。この一般的タイプは，一階が緊張型頭痛，二階が片頭痛ということで「二

階建て頭痛」と呼ばれます。

前兆のない片頭痛の診断基準
A．B～Dを満たす頭痛発作が5回以上ある
B．頭痛の持続時間は4～72時間（未治療もしくは治療が無効の場合）
C．頭痛は以下の特徴の少なくとも2項目を満たす 　1 片側性 　2 拍動性 　3 中等度～重度の頭痛 　4 日常的な動作（歩行や階段昇降などの）により頭痛が増悪する，あるいは頭痛のために日常的な動作を避ける
D．頭痛発作中に少なくとも以下の1項目を満たす 　1 悪心または嘔吐（あるいはその両方） 　2 光過敏および音過敏
E．その他の疾患によらない

日本頭痛学会. 国際頭痛分類. 第3β版. 東京：医学書院; 2014.

ということで，前兆がなくても，両側性で締め付ける感じでも，周期的で強い頭痛で，動作による増悪（体動痛）があれば，とにかく片頭痛というわけです。

その上で家族歴，「お父さんか，お母さんに頭痛がなかったですか？」なんて話を聞いて，「お母さんも頭痛持ちだったけれど，血圧のクスリを飲み出してから，頭痛はしなくなったと言っている（Ca拮抗薬やβブロッカーだったら片頭痛発作を予防している可能性あり）」ということだと，鉄板という感じになりますね。

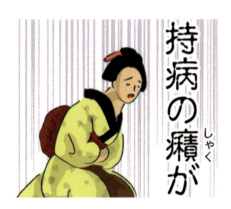

LINEスタンプ　時代劇あるある　その弐
https://store.line.me/stickershop/product/1061874/ja

片頭痛に関連した腹部症状もかなり多いと思います。「機能性ディスペプシア」「過敏性腸症候群」の一定数は，おそらく片頭痛に関連した「周期性症候群」でしょう。要するに周期的に腹痛や嘔吐や下痢・便秘などを生じるわけで，場合によって頭痛はそれほど前面に立っていないかもしれません。子どもに多いタイプでもありますし，小児期に周期性症候群だった人は高率に片頭痛に移行するとも言われています。時代劇のベタベタな台詞，「持病の癪が……」の一部はこれだったかもしれませんし，ちょっと前まではよく聞いた気がする「自家中毒」は，かなりの割合で周期性症候群だったのではないかと思います。

ほかに群発頭痛など，頭痛のことを書くとそれだけで一冊終わってしまうので，あとは「頭痛大学」にネット入学してください。

　　頭痛大学. http://homepage2.nifty.com/uoh/

日常診療で使える一言
頭痛持ちは原則「片頭痛」

6 周期性のめまいとふらつき

40歳，女性，整形外科入院中。第1回目の神経内科コンサルテーション（受診日　X年9月16日）。

【整形外科医からの紹介状】

いつもお世話になっております。8月31日，右臼蓋形成術施行後，2週間の患者です。術後，9月8日より，めまい（＋），ふらつき（＋）で，日によって症状が増悪，軽快しております。以前も精神的ストレスのかかった時などに，同様の症状が出たことがあるようです。頚椎症もありますが，軽度で，原因とはなりにくいと考えています。以前，当院耳鼻科，某医大脳外科にて精査されておりますが，原因は不明で，1〜5カ月で軽快しております。御高診，御加療よろしくお願いいたします。

Q15 下記のうちで妥当なものは？

1. 前庭性疾患
2. 「何時？　どこで？　どのように？」問診を白紙でとり直す
3. 視診
4. 神経学的診察と頭部MRIオーダー
5. 過換気症候群

【その時の神経内科外来担当医師からの返信】

dizzinessと考えます。原因は不明ですが，ごく軽度の平衡機能障害があるのではないでしょうか。Rp セディール 1T/朝 1，またはメリスロン 3T/分 3 を処方してみてはいかがでしょうか。めまい感が続けば，メイロン 1〜2Amp と生食 100mL で点滴してみてはいかがでしょうか。

こういう医者にはなってほしくない。優等生，免責たっぷりの返事。考察のかけらも，診断への努力・興味も何もない。臨床を堕落させる返事です。これでは整形外科医は困るばかりです。

私の外来に再度，耳鼻科と整形外科から X 年 9 月 29 日にコンサルテーション依頼がありました。

【耳鼻科からの紹介状】

ご多忙中申し訳ございません。floating sensation を主訴に，当科に何回か受診されている患者です。平成 9 年と本年 9 月 28 日の検査では，自発，頭位，頭位変換，眼振検査で nystagmus 誘発されず，温度，回転刺激検査でも前庭性眼反射 gain 良好です。やや psychogenic な impression もありますが，少なくとも前庭性疾患とは考えにくく，もう一度，神経内科での受診を強く希望されています。ご多忙中申し訳ございませんが，よろしく御高診お願いいたします。

【整形外科医からの紹介状】

いつもお世話になっております。先週 9 月 16 日（木），貴科にて診ていただいた Pt です。その後，指示通り，セディール，メリスロン処方しましたが効果なく，メイロン 1A 静注しましたが，これもめまいの軽減にはつながりませんでした。9 月 27 日の深夜にめまいが増悪したため，本人の希望もあり，昨日（9 月 28 日），耳鼻科受診いたしました。耳鼻科的な疾患は否定的であるとの返事をいただき，また，本人の希望と併せ，本日の神経内科再診を勧めていただきました。再診よろしくお願いいたします。8 月 31 日の右臼蓋形成術後より，負荷，車椅子移動をしてきましたが，今週より荷重 1/3 を開始する予定にしています。

【私よりの返信】

これまでの周期性のめまい（dizziness）は過換気症候群による症状と考えます。これまでに 4〜5 回の典型的 episode があること，hyperventilation test で症状が再現されることより診断されます。発作時の対処法と口腔内吸収が可能な抗不安薬 0.5 錠頓用（発作時）を処方いたしました。もう一度，経過観察をいたします。

この症例は典型的な偶発体験型の過換気症候群です。その後の経過は良好でした。

A15 下記のうちで妥当なものは？（2,3,5 全てまたは 2,3,4,5 全て選んで 4 点）

1. **前庭性疾患** ・・ ×
   回転性めまいでないこと，頭位・頭位変換が関与していないこと，眼振がないこと，中耳炎などの耳鼻科疾患の既往がないこと，など。

2. **「何時？どこで？どのように？」問診を白紙でとり直す** ・・・・・・・・・・・ ○
   めまいに限らず，一般に問診ほど診断に大事なものはありません。過換気症候群では，片頭痛・失神・てんかん発作でも皆そうですが，周期性，つまり過去に同じようなエピソードを経験していることが多く，これを聞き出すのがコツです。また，初めての過換気体験が後の予期不安や再発作とつながることが多いので，初回発作の状況がとりわけ大切です。

3. **視診** ・・・ ○
   過換気症候群では「空気が足りない」「息が入らない」「窓を開けてほしい」など，特有の空気飢餓感を訴えます。外来で発作が起こっている場合には，そう訴えて「肩で息をする，強い胸式呼吸」を示すのが特徴です。発作を外来で再現させるためには「過換気テスト」が有用です。3 分間過換気をさせて症状の再現を確認します。

4. **神経学的診察と頭部 MRI オーダー** ・・・・・・・・・・・・・・・・・・・・・・・・・・・・・・ △
   運動失調と平衡障害の有無をベッドサイドで確認することは一応，重要です。苦い経験があるのですが，典型的な過換気症候群と思っていたら MRI で間脳腫瘍が見つかった例があります。過換気はあくまでも症候群である点に注意が必要です。

5. **過換気症候群** ・・・ ○
   神経内科外来の新患のうちで，過換気症候群の占める割合は決して少なくありません。私が一定時期に診察した 2480 人の神経内科外来新患のうち，少なくとも 1.94%（48 人）が過換気症候群による症状を主訴に外来を受診していました。

精神身体医学的にみて，本症の病態は 3 つに大別できます。
　第 1 は，死，心臓病，癌などへの恐れ，不安を基調とする不安神経型
　第 2 は，心的葛藤，欲求不満などを基調として，転換反応として出現する転換神経症型
　第 3 は，疲労，過度の運動，飲酒，事故，自身や身内の病気などに際して，偶発に経験した過換気症状を契機に出現する偶発体験型

の 3 つです。近年，第 3 の偶発体験型の増加傾向が目立ちますが，この型は従来，良性神経症様状態，軽症群，非神経症型などと記載されていた一群と心理的背景がほぼ一致し

ます。これらの3型は必ずしも独立した病態ではありませんが，特に偶発体験型が基調の場合には，早期に診断すれば短期間の治療で軽快することが多いので，本型についての認識が必要です。

症状について述べましょう。発作時には呼吸は促迫し，深くなり，実際には過呼吸を繰り返しながら，患者自身は自覚的に空気が吸えない，息苦しい感じ，窓を開けて欲しいなどの特有の呼吸困難感を自覚します。安藤によれば，呼吸困難感は98.9%に認められ，これとともに心悸亢進42.4%，胸部絞扼感23.5%，胸部圧迫感12.9%，胸痛10.0%などの心・循環器症状がみられ，吸気困難感や意識水準の低下と相まって，不安・恐怖のため，死を予感したと述べるものも少なくなかったということです。94.2%の例は身体いずれかの部位に異常知覚を自覚し，特に四肢末梢部にピリピリするしびれを感じているものが大半を占めました。テタニー型の強直性痙攣発作症状（上肢は助産婦手位を示す）は四肢（carpopedal spasm）40%，上肢のみ（carpal spasm）24.1%認められ，合計して64%に及んでいます。一方，めまい，意識障害も53%に認められ，5分以上の意識消失は5.3%，失神は5.9%，意識混濁は4.1%で，頭のぼけた感じ，少しぼんやりしたというものは25.9%，ふわっとするめまい感として訴えたものは11.8%であったと述べています。

　　安藤一也. Hyperventilation Syndrome（精神身体医学特集）. 最新医学 1971; 26: 1270-1280.

しかし，上記の頻度は主に不安障害型の集団による統計であり，私の偶発体験型主体の経験（症状がより軽症）では，テタニー型痙攣，しびれ，意識混濁よりも，めまい感，ふらつき，頭のぼけた感じ，を多く認めます。

何れにしても患者は前述のような身体症状，特に空気が吸えない，胸が締めつけられるなどの呼吸器，循環器系症状とともに不安と恐怖が高まります。増大する不安感はさらに過呼吸運動を促進し，悪循環で症状は増強され，適切な診断と対処がなされないと発作は再発し，社会・日常生活をおびやかすようになります。

治療法としては，古くから紙袋の中で反復して呼吸し，血中 CO_2 濃度の正常化を企てる方法（paper bug rebreathing）が成書に記載されていますが，この方法は最近，かえって CO_2 感受性を麻痺させるために危険だとされています。

一方，私が非常に有効と考え，実施を勧めている方法があります。過呼吸発作中に，患者に1ページほどの短い文章を，途切れないように声を出し，繰り返して音読させる方法（文章音読法）です。文章は歌詞でも，気に入った短文でも，お経の一部でも構いません。最初のうち，患者は読んでいる最中も苦しそうに大きな呼吸を挿間させますが，途切れないように音読を繰り返すことで，症状が軽快していることに気付きます。そうなれば発作に

よる症状がほぼ消失する喜びを覚えます。患者はこの日常的な単純な作業の効果に納得し，少しずつ自信を持つはずです。この方法はたとえ電車の中でも，仕事中でも施行可能です。特に大きな声を出す必要もありません。まあ行動・認知療法でもあるわけです。

効果のメカニズムは，おそらく，口を動かして，続けて読むことによる過呼吸の中断と，読むことに意識を集中することによる発作・過換気症状への強迫観念，期待不安の除去にあります。筆者が現在，行っている過換気症候群の治療はいずれの場合も以下の3点が要点です。

　①発作時の文章音読法
　②発作時，あるいは発作前の期待不安の強い時の抗不安薬の頓用（噛み砕いても苦くない薬が有用）
　③外来面接時に過換気症状出現のメカニズムを説明し，1～2回の深呼吸はいいが，連続する深呼吸は有害であること，しかし，過換気だけでは決して重篤な病気や死に至らないことを納得させること

冒頭で述べたように，過換気症候群で来院する患者は決して少なくありません。未診断，未治療の患者が何度も救急車に乗ったり，時に気管切開を受けたり，てんかんとして長期間治療を受けたりすることもあります。本症候群の適切な診断と治療の経験は必須です。特に設問のようなめまい（dizziness）のみ，意識減損発作のみ，失神のみの訴えで外来を訪れる過換気症候群の患者は少なくなく，過換気症候群，イコール，テタニー肢位と手のしびれという短絡を避けて，本症の身体症状などの多様さを絶えず念頭に置き，特有の呼吸困難感を聞き出すこと，過換気テストでの症状の再現を患者に示し，納得させることが問診・診断上のコツです。

一般にめまいのうち，vertigo（回転性めまい）では脳血管障害の鑑別が重要であり，black out（眼前暗黒感）では失神，とりわけ重篤な不整脈の鑑別が重要です。一方，第3のめまいタイプであるdizziness（動揺感）にはvertigoやblack outの不全型とともに，貧血，過換気症候群，多発ラクナ，虚血性白質病変によるものなど，多くの内科疾患が含まれます。とりわけ本症例のようなしびれを訴えない過換気症候群では，その可能性を十分に念頭に置かなければ診断に至るのが難しい。

日常診療で使える一言

過換気症候群では手のしびれ・テタニー肢位よりも，めまい・ふらつきに注意

パート3
動作緩慢・不随意運動など

1　高校生のジストニアと動作緩慢

17歳，高校生，男子。X年3月頃より頸部の不随意運動が出現。X+1年頃より精神機能の低下を認め，心療内科受診。同年12月に近医総合病院神経内科へ入院した。頭部MRIで両側基底核に異常を指摘されたが，確定診断には至らなかった。X+2年1月には動作が非常に緩慢になり，次第に寝たきり状態となり，再入院。リハビリにより運動機能の改善を認め，自立歩行となったため退院。しかし，その後も症状は徐々に進行し，発語不能，歩行困難となったためセカンドオピニオンを求めて来院。

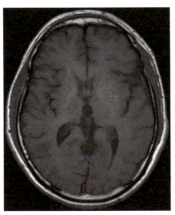
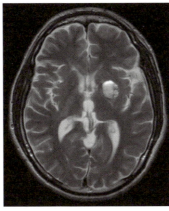
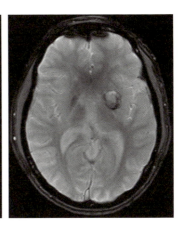

頭部 MRI
左基底核に（右にも）heterogenousで辺縁比較的明瞭な異常信号。T2とT2*で周辺部の低信号域が目立つ。

Q16　病歴とこの画像からあり得る疾患は？

1. 低酸素脳症
2. 脳性麻痺
3. Pantothenate kinase-associated neurodegeneration（PKAN）
4. 腫瘍
5. 上記全て

A16 病歴とこの画像からあり得る疾患は？（3, 4 両方選んで 4 点）

1. **低酸素脳症** ･･ ×
   低酸素脳症の典型的な画像所見は，①皮質層状壊死（時にヘモジデリン沈着あり），②基底核壊死（時に一側に強い），③遅発性広汎白質病変，④遅発性広汎脳萎縮で，②は鑑別の対象ですが，低酸素のエピソードがなく，また数年で徐々に進行という臨床経過も，低酸素脳症としては無理があります。

2. **脳性麻痺** ･･ ×
   高校生になってから発症ということで，脳性麻痺も違うでしょう。

3. **Pantothenate kinase-associated neurodegeneration (PKAN)**
   ･･ ○
   基底核に左側に目立つ lesion があり（T2* では右にも lesion の存在？），T2 高信号～低信号と heterogenous で，T2* で周辺部に低信号が目立ちます。PKAN の "Eye of tiger" ＝両側基底核の T2 画像で，高信号領域が鉄沈着による低信号領域に取り囲まれているのとかなり似ているように思われます。

4. **腫瘍** ･･･ ○
   腫瘍もこのような heterogenous な像を呈することがあるでしょう。

5. **全て** ･･･ ×
   上述の通り 1 と 2 は否定的です。

かつては「ハーラーボーデン・スパッツ病（Hallervorden and Spatz）」といわれていましたが，倫理的な理由，すなわちナチス政権時代の研究成果による病名ということもあって，現在は Pantothenate kinase-associated neurodegeneration (PKAN) と言われている疾患があります。典型的には，画像で両側基底核に鉄沈着などによる "Eye of tiger" 像があり，ジストニアやパーキンソン症候群といった錐体外路症状や精神機能低下・認知症状を緩徐進行性に呈します。このケースでも最初はそれが疑われましたが，検査結果で否定されました。

今回の入院時に血清・髄液の β hCG が著明に上昇していたため，脳腫瘍を強く疑い，脳

血液検査：GOT，GPT，LDH，ALP，γ-GTP，CK 軽度上昇
前医での検査：血清アミノ酸分画，リゾチーム，各種自己抗体，各種ウイルス抗体，血清有機酸スクリーニング，極長鎖脂肪酸，フィタン酸，リポ蛋白分画異常なし，pantothenate kinase 遺伝子異常なし
髄液検査：蛋白軽度上昇，オリグクローナルバンド陽性，細胞診異常なし
神経伝導検査（前医）：異常なし
脳波：異常なし

生検を施行，「胚細胞腫 (germinoma)」と診断できました。ただし βhCG は germinoma でいつも高値とは限らず，このケースでも 2 回目の測定時は未治療でも正常値近くに下がっていました。

胚細胞腫瘍は脳腫瘍中の 2.5%，また胚細胞腫瘍が基底核に生じる頻度は 14% 程度。片側が多く，両側性はごくまれということです。ジストニアやパーキンソン症候群，知的障害・認知症状を引き起こしたりします。原発性脳腫瘍は原則として一側病変ですが，脳室内播種や線維束内浸潤で両側性に出現したり，悪性リンパ腫などの同時出現性（multi-central lesion）で両側性に出現することがあります。一方，転移性脳腫瘍の場合は全く逆で，弧発性・側性のようでも実は多発性・両側性であることがほとんどと考えなければなりません。なお，この例の右病変については十分な検索ができておらず，本当に両側性だったかどうかは不明です。

  Kim JS et al. Focal hand dystonia secondary to Basal Ganglia germinoma. J Clin Neurol 2007 Sep; 3 (3): 150-153.
  Tamaki N et al. Germ cell tumors of the thalamus and the basal ganglia. Childs Nerv Syst 1990 Jan; 6 (1): 3-7.

日常診療で使える一言

脳生検も決断しなければならないときがある
もう一言：通常一側にできるものが両側性に生じると診断が難しくなる
さらにもう一言：神経内科医にとって脳腫瘍は鬼門，小児科年齢も鬼門

シューマンは何故ピアニストをやめたのか？

ロベルト・シューマン（1810-1856）

過度のピアノ練習により手を痛めたため，ピアニストになることを断念し，音楽評論家・作曲家として生きていくことを選んだ。通説ではピアニスト養成ギプスのような練習器具（おもりを使って指を吊り上げる装置）によって無理な練習をして手を傷めたため，とも言われている。晩年は元々の躁うつ，執筆創作活動時の精神的疲労に加え，青年期に娼婦より罹患した梅毒に起因するとされる精神障害が著しく悪化し，梅毒の進行による衰弱と肺炎から46歳で死去。

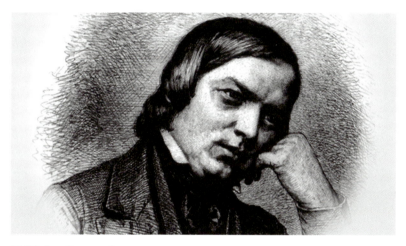

ロベルト・シューマン

Q17 腱鞘炎以外で指の故障を起こす可能性のあるものを2つあげるとしたら？

選択肢はありません。自力で。

A17 腱鞘炎以外で指の故障を起こす可能性のあるものを2つあげるとしたら？
（音楽家ジストニアを含めば4点）

選択肢問題ではありません。独断と偏見により，関節リウマチ・鉛中毒などに加えて，音楽家ジストニアが出たら加点とします。

「病跡学」というペダンティックな学問があります。文学作品での描写や遺品などから，歴史的に傑出した人物の生涯を精神医学および心理学的観点から研究分析し，その活動における疾病の意義を明らかにしようとする学問です（あまり世の中の役に立ちそうにない趣味的な学問？？）。

こうした興味から，昔からシューマンの指の故障の原因については数々の議論がなされてきましたが，最近は末梢神経障害，鉛中毒，骨格の障害説などに混ざって"音楽家のジストニア"，"Pianist' cramp"という局所性ジストニアだったのではないかという話がよくされるようになっています。

> García de Yébenes J. Did Robert Schumann have dystonia? Mov Disord. 1995 Jul; 10 (4): 413-417.

ジストニアというのは，持続的な筋収縮が不随意に起き，全身あるいは身体の一部の捻転・硬直・反復運動を生じる疾患です。局所性ジストニアは動作特異性といって，特定の動作の時に症状が出現することが特徴です。

> 目崎高広, 梶 龍兒. ジストニアとボツリヌス治療. 東京：診断と治療社; 2005.

詳細機序は不明ですが，持続的な反復動作による負荷は当該部位の局所性ジストニアのリスク因子のひとつと考えられていて，「職業性ジストニア」ではしばしば問題になります。

ピアノや鍵盤楽器奏者では演奏時の手のねじれや，こわばりとして生じますが，管楽器奏者では口の使い方に不具合の生じるembouchure dystoniaとして生じることがあり，また歌手では声帯の異常がspasmodic dysphoniaとして生じることがあります。しかし，演奏以外の他の動作時には正常に身体を動かせるという動作特異性があります。初期のうちは指にテープを巻いたり，どこかを触れながら演奏すると症状が出にくいという感覚，トリック現象があったりもします。

> J. ロセー, S. ファブレガス編, NPO法人ジストニア友の会訳, 平 孝臣, 堀内正浩監修. どうして弾けなくなるの?〈音楽家のジストニア〉の正しい知識のために. 東京：音楽之友社; 2007.

ジストニアの発症は主に大脳基底核の機能の問題とされていますが，コンピュータにバグが生じて，あるアプリを使うとフリーズするというようなイメージでとらえてもいいかも

しれません。シューマンが使ったと伝わっている「演奏家養成ギプス」？のような負荷の掛け方は，素因のある人にはいかにもそういう故障を誘発しそうです。

実は2010年代の時点で，高リスク群と想定される音大生に行った意識調査でも，「音楽家のジストニア」の認知度はあまり高くなかったので注意が必要です。音楽で飯を食っているプロの交響楽団団員の間では，さすがに前から知られていたらしく，実際にだましだまし演奏しているという方に会ったこともあります。音大生の中には，そこまで行く前段階でムキになって猛練習をし，ジストニアを悪くしている人が今でもいそうです。

小仲 邦他. 音楽家のジストニア～音大アンケートより～. 第55回日本神経学会学術大会抄録集. 2014.
浅沼光太郎他. 器楽奏者のジストニア─職業性ジストニアに対する健常者の意識調査アンケート. 第52回日本神経学会学術大会抄録集. 2011.

手・上肢に症状を呈する局所性ジストニアとしては，下記の書痙（writer's cramp）がもう少し知られているかもしれません。

書痙 writer's cramp
ペンを持つと指が不自然に硬直し，手首が捻れて，ひどくなると「ペンの持ち方もわからない」という状態になり，一文字たりとも書けなくなります。けれども箸で食事をするというような日常動作は普通にできることが多い。特定の動作だけが障害されるので，昔は「心因性」ととらえられるケースもかなりありました（というか，今でもかなりあります）

筆圧を掛けて，毎日，毎日大量に伝票などを書いていると，筆記具を持つという（多分）動作特異的に，基底核のセミオートプログラムにバグが生じる人がいるのではないかと思います。

最近は文書をパソコンで打つようになって，世の中から複写伝票というものが激減したので，発病率は人知れず減っているかもしれないとも思います。ただイラストレーターや漫画家などではもちろん，筆記具を使えるか使えないかは死活問題となりますし，実際に「ジストニアという病気で休載していましたが，定位脳手術を受けて復活しました」などと，作家がブログやツイッターに書いているのを時に見掛けます。

病跡学でいえば，古代エジプト王朝の書記官や平安時代の写経生などに，同病の人が居たのではないかと個人的に思いますが，昔過ぎるのか，同病を示唆するような資料は今のところないようです。

色々な不随意運動について
次のような，ざっくりとした図がよく教科書に載っています。もちろん，実際はそんなに

綺麗ではなく，どっちつかずのことも結構あります．不随意運動の名称分類ではなく，できるだけあるがままの現象を記載しなさいとよく説教されたものですが，最近はスマホの普及で問題となる不随意運動を撮り逃すことも減ったので，症例呈示については，良くも悪くも動画供覧が多いようです（文章表現力はあまり磨かれませんが）．

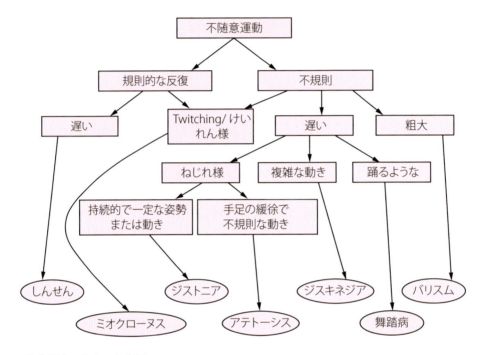

不随意運動の大まかな分類
梶 龍兒. 不随意運動の診断と治療―動画で学べる神経疾患. 東京: 診断と治療社; 2006 より改変

大雑把には，不随意運動の振幅が図の左側は概ね小さく，右にいくと大きくなるイメージでよいと思いますが，全身性ジストニアなどは相当粗大で，体力を消耗しそうなケースもあります．舞踏病やバリスムなどは「百聞は一見にしかず」というところがあります．youtubeで検索したら，動画がすぐに出てきて問題となる不随意運動を参照できます．いくつかについて触れてみます．

眼瞼痙攣／Meige症候群
眼輪筋の不随意な収縮により開眼が困難になる病態で，ジストニアの一種です．「目がすぼむ・勝手にふさがる」「運転がしにくい」「電柱や人，モノにぶつかりそうになる」などの訴えが特徴的です．人差指で瞼を持ち上げる，セロテープで瞼を釣り上げる，などの対策をとって外来を受診する場合もあります．軽症では瞬きがやや多い程度ですが，重症になると持続的に目が閉じてしまい，日常生活がかなり不自由．機能的に盲人状態とすらいえます．なお眼輪筋だけでなく，口や顎部のジストニアを合併している場合を，特にMeige症候群と呼びます．

瞬き増加と羞明感で始まり，当初は眼科でも単に「ドライアイ」などと診断されることが結構あります。症状軽減のために，いつの間にかサングラスを普段着用するようにしている人もいます。

診断に迷った場合は強収縮させたあと，随意的に目が開けにくい，あるいはメトロノームなどに合わせて瞬きさせると，途中で目をつむったままになってしまう，といった所見が参考になります。

  目崎高広, 梶 龍兒. ジストニアとボツリヌス治療. 東京: 診断と治療社; 2005.

ボツリヌス製剤で治療することが多いのですが，添付文書の初期容量では効果不十分なこともしばしばです。ボトックスなら（現在，この製剤しか認可されていませんが）左右併せて 50 単位全部を施注する方が，最終的にはむしろ有効かもしれません。人によってはトリヘキシフェニジルを少量追加して，より満足感が得られることがあります。

ところで最近，信州大学形成外科の松尾教授著「まぶたで健康革命―下がりまぶたを治すと体の不調が良くなる」（小学館 2008）を読んで，原因について腑に落ちるものがありました。神経内科医にとっては，「眼瞼下垂」というと重症筋無力症のそれがイメージされるのですが，腱膜性眼瞼下垂というのがあるそうです。次の図（☞ p.80）で，上眼瞼挙筋は腱膜とミューラー筋を介して，瞼板を持ち上げて開眼しているのですが，コンタクトレンズ常用や瞼をよくこするなどの背景で，腱膜が瞼板から外れてしまうことがよくあるらしく，そうした場合は専らミューラー筋を使って開眼することになります。一見すると瞼はそう下がってないのですが，酷使されている薄いミューラー筋が引き伸ばされて機械受容器が刺激されると，反射的に眼輪筋や前頭筋を含む周辺の筋収縮を誘発し，眼瞼痙攣を生じ得るというシナリオです。

ボツリヌス注射しても，いまいちすっきりしない方も居て，その中で眼瞼挙上術を希望する患者さんが時々います。痙攣で瞼が伸びたりもするのだと思っていたのですが，実は少なくともある程度の割合で，むしろ先に潜在的な眼瞼下垂があって，そこから痙攣が生じるのかもしれません。そういう目で見ると，身近でこれに当てはまるようなケースが何例かあり，個人的にはかなり納得しています。

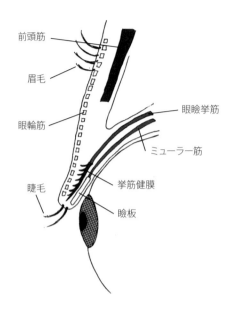

上眼瞼挙筋の解剖学的構造
　　Matsuo et al. Desensitization of the Mechanoreceptors in Müller's Muscle Reduces the Increased Reflex Contraction of the Orbicularis Oculi Slow-Twitch Fibers in Blepharospasm. e-plasty 2014 Sep.

Asterexis

「羽ばたき震戦」という言葉がありますが，この言葉は神経内科医には嫌われています。なぜなら震戦ではなく，ミオクローヌスだからです。ミオクローヌス＝筋肉や筋肉群に起きる素早い稲妻のような収縮，ですが，この場合は陰性ミオクローヌスといって，「肢位を保持している筋収縮が突然途切れるために，電撃的な速い動き」が出現するわけです。居眠りしていて，ガクっと首などが落ちるのも概ねは陰性ミオクローヌスです。

asterexis は肝性脳症でよく見られます。見かけたら NH_3 は測定しましょう。肝酵素は概ね正常だと思っていたら，特発性門脈圧亢進症だったなんてことも，まれにあります。

　　目崎高広, 梶 龍兒. ジストニアとボツリヌス治療. 東京: 診断と治療社; 2005.

外傷後の不随意運動

肩甲部で，肩甲骨がヒョコヒョコと上下運動をしたり，弧を描くようにぐるぐる回るような不随意運動を呈する人を時々見受けます。これは"Dancing scapula"と呼ばれます。筋の断裂やちょっとした外傷などの既往があることが多いようです。腫瘍や事故による上肢切断の後で，断端がヒョコヒョコ動くような不随意運動も報告されていますが，多分，似たようなものだと思われます。鎖骨骨折後に，上肢帯付近の持続的な筋収縮を訴える人もいます。感覚トリックがあって，ジストニアらしいものもあれば，ヒョコヒョコと動く様式が，どちらかといえばミオクローヌスに見えるものもあるのですが，いずれにせよ外傷性を契機に，似たような機序で生じる不随意運動と考えられています。

　　和泉唯信他. 外傷後に発症した dancing scapula syndrom の1例. 臨床神経 2001; 41 (6): 364.

3 首が下向きに曲がって前を向いて歩けない

75歳時に，右上肢の震えで発症し，パーキンソン病と診断，その4年後より徐々に首が前向きに傾いてきた。特に歩行時に増強し，前を向けないのでモノにぶつかりやすい。仰臥すると比較的伸展するが，後頭部は床に着きにくい。

Q18 この中で妥当なものは？

1. パーキンソン病との関連はない，別の病気
2. 僧帽筋の異常緊張収縮による痙性斜頸
3. お薬手帳をチェックする
4. 起床時に症状が一番重いと思われる

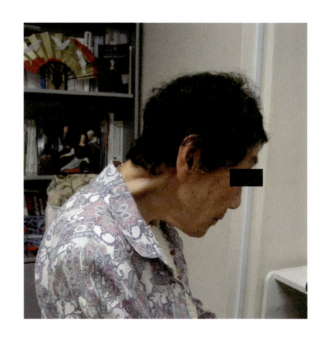

A18 この中で妥当なものは？

1. パーキンソン病との関連はない，別の病気 ……………………… ✕
   パーキンソン病やその薬剤に関連したジストニアの可能性はあります。
2. 僧帽筋の異常緊張収縮による痙性斜頸 …………………………… ✕
   写真では僧帽筋前縁部が肥大しているように見えます。しかし後述するように，筋の起始部と付着部の関係より，作用的に頸部を前屈させるのは胸鎖乳突筋や前斜角筋であることが多く，僧帽筋は代償的に張っぱられているのではないかと思われます。
3. お薬手帳をチェックする ……………………………………………… ○　4点
   ドパミンアゴニストなどにより，体幹の傾きなど，ジストニアが生じることはままあり，また過去の抗精神病薬の内服歴（遅発性ジストニアとして斜頸を生じ得る）の有無など，病歴・治療歴・既往の確認は必要です。
4. 起床時に症状が一番重いと思われる ……………………………… ✕
   一般に "Morning benefit" といって，睡眠を取った直後は不随意運動が軽かったり，パーキンソン病患者で比較的動きがいいということがあります。

前問に続いて，不随意運動の一種，ジストニアの症例です。首が下向きに曲がっている方は，特に高齢者では時々見受けます。高齢者とはそういうものだとスルーしがちですが，この方の場合はジストニア＝持続的な筋収縮が不随意に起きて，頸部の異常姿勢が生じています。ジストニアの性質上，仰臥位になるとマシになりますが，この前屈タイプの場合はそれでも後頭部が床に着きにくいことが多く，胸鎖乳突筋と前斜角筋群が hypertrophic になっているのが観察・触知されます。

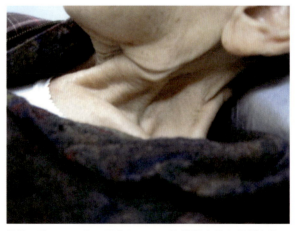

体格に比して，少し肥大している胸鎖乳突筋と前斜角筋群が収縮しているのを触知できる。

頸部の姿勢異常を呈するものには，前屈の場合はジストニア／痙性斜頸だけではなく，頸椎の変形・破壊や後頸部の筋力低下（局所性筋炎や，時には重症筋無力症）もあり得ます。頸椎X線写真や採血データをチェックしておきましょう。

ボツリヌス製剤による神経ブロックの適応であり，主に胸鎖乳突筋と前斜角筋群がターゲットになるわけですが，誤嚥の合併には特に注意が必要です。小容量から開始とした上で，胸鎖乳突筋への1回目の施注は，左右で症状の強いどちらか一方にする方が無難かもしれません。なお，頸椎前方に沿って存在するdeep muscleである頸長筋に，苦労して施注して改善したという報告もあります。

> Herting B et al. Computed tomographically-controlled injection of botulinum toxin into the longus colli muscle in severe anterocollis. Mov Disord 2004; 19 (5): 588-590.

このほかにストレッチの指導や，ヘッドレスト付きの椅子を利用して日常生活上の負担軽減をはかる，またmorning benefitがある人には，日中に30分くらいのお昼寝をするように指導するといいかもしれません。

日常診療で使える一言
首が下がってくる「首さがり」は治療可能かもしれない

4 CV栄養の精神・神経症状

60歳前後，男性。

主訴：目が見えない，ふらつく，怒りやすくなった。

家族歴：特記事項なし。

現病歴・既往歴：6年前に早期胃癌で胃全摘。術後に絞扼性イレウスを生じて広範囲の小腸切除。以来，自宅で中心静脈ポートより高カロリー輸液を継続し，少量の白湯以外は経口摂取なし。某年4月より両側視力低下と羞明が出現。6月には光覚弁，運動失調も出現し，8月には座位保持が不能。7月半ばから易興奮性を生じ，自宅での介護ができなくなったため近医へ入院。神経症状の原因精査目的で某院神経内科へ転院した。

初診時所見：易怒性があり，数分のうちに態度が何度も豹変。両眼とも光覚弁，羞明の訴えあり。眼底検査では両側視神経乳頭が軽度萎縮。上肢筋力は正常。両側下肢筋力は軽度筋力低下。腱反射は上肢正常，両側膝蓋腱反射亢進，アキレス腱反射正常。両側バビンスキ反射陽性。明らかな感覚障害はなく，錯感覚や異常感覚もなし。座位保持できず。

所見のまとめ：1. 性格変化（易怒性），2. 両側視神経炎，3. 痙性対麻痺。

血液検査所見：WBC 8800/μL，RBC 172万/μL，Hb 8.0g/dL，MCV 132fL，Plt 31.2万/μL。生化学はTP 5.3g/dL，T-cho 94mg/dL，Ch-E 281UI/L，腎機能・肝機能異常なし，電解質異常なし。

Q19 病歴不明の意識障害患者が緊急搬送されてきた場合，真っ先に行うこととして妥当なものは？

1. ビタミンB₁の補充
2. ブドウ糖静注
3. ハロペリドール内服
4. L-dopa点滴

よくわからない意識障害，あるいは詳細不明の低血糖の場合は（もちろん検査に回す血液を採取して），とりあえず「反射的にビタミン B_1 を補充し，それから必要があればブドウ糖のショット」というのが一般的な段取りです。

　　髙久史麿, 和田 攻訳. ワシントンマニュアル. 第13版. 東京: メディカルサイエンスインターナショナル; 2015.

A19　病歴不明の意識障害患者が緊急搬送されてきた場合，真っ先に行うこととして妥当なものは？

1. **ビタミン B_1 の補充** ……………………………………………… ○　4点
　　最初はビタミン B_1 です。

2. **ブドウ糖静注** ……………………………………………………… ×
　　救急で原因不明の意識障害として，低血糖というのはもちろん一定頻度でありますが，同時にビタミン B_1（チアミン）欠乏が存在している場合は，ブドウ糖のみを補充するとグルコース代謝が速やかにビタミン B_1 を枯渇させ，トドメをさしてしまうかもしれません。江戸幕府14代将軍徳川家茂は第2次長州征伐に苦戦する中で，滞在していた大坂城内で脚気衝心のため21歳で死去しています。饅頭を始め，甘いものが大好きだったそうで，遠征や疲労の中，結果的にビタミン B_1 欠乏のところに大量の精製された炭水化物を摂取したという，具合の悪いことになったのではないかと考えられています。

3. **ハロペリドール内服** ……………………………………………… ×
　　意識障害とともに，不随意運動である舞踏病症状やバリスムを生じていれば適応です。

4. **L-dopa 点滴** ………………………………………………………… ×
　　L-dopa 点滴がなされるのは悪性症候群のとき，あるいはパーキンソン病患者にイレウスなどを生じ，薬物の経口摂取ができなくなったとき（もちろん，悪性症候群予防という意味を含みます）です。

なお，この方の場合はビタミン B_1 欠乏と低血糖はありませんでした。中心静脈栄養時に起こり得る様々な神経・精神症状であり，低栄養と大球性貧血も認められます。病歴から微量元素欠乏が原因と推測し（紹介状の処方欄をみれば……一連の症状の出る前の3月より微量元素投与が何故か切られてそのままになっていました！），入院初日から微量元素製剤投与開始。後日，帰ってきた検査結果から銅欠乏を確認。治療開始後，1週間程で神経症状が改善しはじめました。1カ月程で視力は指数弁に改善，また運動失調が改善し，座位保持可能。易怒性も消失しました。貧血も改善。

[以降の検査所見]
血清銅 8μg/dL（基準値 64-142），セルロプラスミン測定感度以下，血清亜鉛 67μg/dL（基準値 64-111），血清鉄 184μg/dL（基準値 70-179），フェリチン 1786ng/dL（基準値 30-310），UIBC 77μg/dL（基準値 139-298）。
ビタミン A，B_1，B_2，E，葉酸は基準値内，ビタミン B_{12} 1620pg/mL（基準値 249-938，前医で欠乏を疑われ投与されたため）。
脳脊髄 MRI；明らかな異常を認めない。
視覚誘発電位と下肢体性感覚誘発電位は軽度潜時が延長していたが，左右差はなし。

銅欠乏により脊髄，視神経，末梢神経の障害を呈したというケースの既報はありました。中心静脈栄養の普及以降の医原性のものが多いようです。

　　Spinazi M. et al. Myelo-optico-neuropathy in copper deficiency occurring after partial gastrectomy. Do small bowel bacterial overgrowth syndrome and occult zinc ingestion tip the balance? J Neurol 2007; 254: 1012-1017.

脊髄＋視神経＋末梢神経という組合せは，キノホルムによる薬害性難病の SMON とやや類似したところがあります（特徴的な錯感覚・異常感覚はありませんでしたが）。この組合せは中毒・欠乏性神経障害の基本パターンであり，またそれに留意せず，気が付かない医者がかかわる医原性障害の基本パターンでもあります。

SMON（subacute myelo-optico-neuropathy）亜急性脊髄・視神経・末梢神経障害
昭和 30～40 年代（昭和 45 年に販売禁止）に使用されていた整腸剤キノホルムによる薬害。激しい腹痛が起こり，両側性視力障害に伴って，足先より上行する異常知覚を伴う知覚障害，運動障害を訴える。当初，発症に地域性があったために病因についてはウイルス説が主流だったが，後にキノホルムを多用する医者の分布に地域差があったためだったことが判明した。医原性であることが早めに指摘されていれば，患者数をかなり少なくすることができたと思われる。各種治療が行われたが，90% 以上の患者に何らかの後遺症が残った。

　　難病情報センター. http://www.nanbyou.or.jp/entry/280

日常診療で使える一言
ヤブ医者。スズメ医者。ヒモ医者。

一転して昭和の赤ひげの話

当時キノホルム原因説の追究に努力し，早期中止を推進するために参考人として中央薬事審議会（1970年9月7日）に参加していた新潟大学椿忠雄は中止決定を聞いて「SMON発生がなくなると思うと涙が流れた」「わかってからみると，疫学的な追及方法に問題があったが，当時は薬を飲むのは病気になったからであり，薬を飲むことが発病の原因とは思わなかった」と，後で述懐したとのことです。

5　頭頸部・顔面の痩せと筋力低下

70歳代，女性。主訴は歩行困難，ふらつき，全身の脱力。

現病歴：5～6年前に兄弟から呂律が回らないことを指摘された。この頃に手が動かしにくいのを自覚。3年前から嚥下困難感が出現し，固形物を噛んだり，飲み込んだりしにくい。上を向くと痰が絡んで眠れないため，横を向いて眠るようになった。できるだけ杖をついて歩くようにしているが，2年ほど前から，長距離の場合は車いすを使うようになった。嚥下のリハビリのため今回入院。

生活像：農業，学生の頃はバレーや陸上の選手だった。

既往歴：50歳頃に子宮筋腫摘出術。5年前に集団検診で心肥大を指摘された。白内障手術（右3年前，左1年前），アレルギーはなし。

家族歴：両親の近親婚なし。母親は同胞5人で同様の症状なし。父親の同胞関係は不明。本人の同胞に同様症状なし。子どもは2人。長女は同様症状なしで子どもはいない。次女は筋力が弱く，歩行障害あり。次女の子どもは男で，他界している。脳に障害があり，身障者学校に通っていたが，16歳の時に突然死したとのこと（詳細不明）。

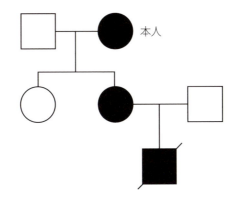

【現症】
意識清明。「兄」と「姉」の音が判別困難など，語尾不明瞭。眼球運動正常。眼瞼下垂軽度。口蓋垂の挙上が少し弱い？　上下肢近位は概ね4-程度・遠位は4程度の筋力低下。胸鎖乳突筋力が弱く，頭を起こすのに，かなり努力を要する。四肢腱反射軽度低下。杖を用いて歩行，ふらつき大。両側拇指球と舌に叩打性ミオトニー／percussion myotoniaあり。

Q20　予想される所見は？

1. 筋電図で急降下爆撃音
2. 把握反射
3. バビンスキ反射陽性
4. 認知機能正常

筋強直性ジストロフィー（myotonic dystrophy）の方です。叩打性ミオトニーが露骨なヒントになっていますが，その他に家族歴があったり，頭頸部・顔面の筋力低下（特に胸鎖乳突筋）が目立ったり，白内障や心肥大の存在があります。

A20　予想される所見は？

1. **筋電図で急降下爆撃音** ………………………………………… ○ **4点**
   筋電図で「急降下爆撃音」などと呼ばれる myotonic discharge は，筋強直性ジストロフィーで特徴的に見られる所見です。筋電図の針を刺した時に見られる筋線維の異常興奮，それによる高頻度発火が次第に振幅と周波数を減じて，「ぶぉぉぉぉーーーん」というような音が，爆撃機のドップラー効果音のように聞こえる。第二次世界大戦時のロンドン空襲（battle of Britain）を経験したイギリスの神経生理学者の命名です。

2. **把握反射** ………………………………………………………… ×
   把握反射ではなくて，把握性筋強直（grip myotonia）が見られます。

3. **バビンスキ反射陽性** …………………………………………… ×
   錐体路障害はなく，バビンスキ反射が陽性になることはありません。

4. **認知機能正常** …………………………………………………… ×
   筋強直性ジストロフィーは全身病であって，白内障や心筋症とともに認知機能障害を高率に伴います。

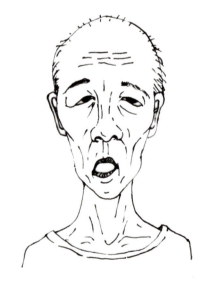

この病気は診察室に入ってきた時の第一印象で，ぴんと来ることが多い "watch diagnosis" の代表です。斧様顔貌（hatchet face）＝頭頸部，特に側頭筋・咬筋・胸鎖乳突筋の萎縮が目立ち，顔の輪郭が hatchet ＝欧米の片手で使う小さい斧を思い起こさせるということです（そんな馴染みのないものに例えられても，よくわからない気もしますが）。顔面筋の萎縮で，やや締りのない顔貌（目を閉じにくい，口を閉じにくい）と胸鎖乳突筋の萎縮・筋力低下が目立ち，頭を起こしにくいことも特徴的です。男性では前頭部の禿（frontal baldness）も診断に有用です。

難病情報センター. 筋強直性ジストロフィー（筋緊張性ジストロフィー）. http://www.nanbyou.or.jp/entry/718

筋電図のスピーカーから，急降下爆撃音として聞こえる myotonic discharge は，波形的には ALS の項目で触れた fibrillation/positive sharp wave と同じ種のものですが，頻度と振幅が非常に大きくて，かつそれが減衰していくわけです。

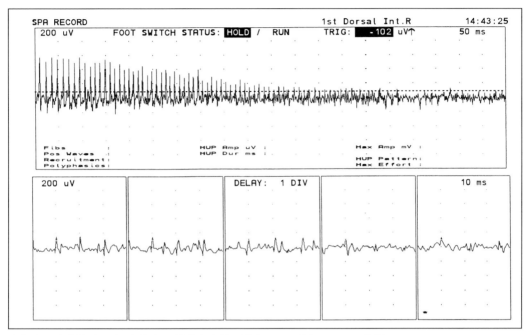

高頻度の連続波形がその振幅と周波数を次第に減衰していくミオトニー放電
秋口一郎他編. 神経筋の検査と症例診断. 京都：金芳堂; 2015. p.81.

進行性の筋萎縮・筋力低下・ミオトニアと，常染色体優性遺伝を示す遺伝性ミオパチーで，トリプレットリピート病の一種です（主には第 19 染色体長腕の CTG 反復配列）。

発病年齢が代を重ねるに従って早まる表現促進（anticipation）があり，発症した親よりも子が重症となる傾向がある。次女の子どもは新生児から症状が見られる先天性筋強直性ジストロフィーだったのでしょう。先天型は母からの遺伝によるものが多いそうです。ミオパチーですが，心臓病・白内障・精神発達遅滞・糖尿病・性腺発育不全/不妊症の合併など，全身病としてとらえてフォロー・管理すべき病気です。

個人差が大きいので下記のような軽症例もあります。

> **症例　軽症例**
>
> 20歳代，男性。大学1年生の時に握力を測ってみたら，20kg弱と，以前の30kgと比べて低下していた。その後，高いところによじ登りにくくなり，また滑舌の悪さを指摘されるようになってきた。既往歴は特になく，白内障や糖尿病もない。家族歴も特記すべきことなし。
>
> 両側まつげ徴候陽性，発語はやや鼻声，その他に嚥下障害など，明らかな球症状なし。口笛も吹ける。前頭部の禿なし。斧様顔貌という程ではないが，そういう目で見れば口はやや開き気味の傾向。歩行や階段昇降に異常はなく，握力は左右とも20kg弱。把握性筋強直・叩打性ミオトニアを共に認める。
>
> CK値は517と軽度上昇。

> **日常診療で使える一言**
> 筋強直性ジストロフィーは全身病

パート4
高齢者の認知症・訪問診療など

高齢者の筋痛と歩行障害

85歳，女性，元自営。かねてより長谷川式で10点程度の認知症と高血圧症でフォローしていた。それまでは階段をスタスタ歩いていたが，5月半ばより腰・肩・首・腕など，体の節々が痛くなり，急に歩けなくなった。手首に固縮があるように思える。歩行は少し前屈気味で，のそのそとしている。腕の振りも少ないように見える。トイレに間に合わないことが増えた。

Q21 病歴を聞いてまず考えるべきは？

1. 赤沈を測定すべき
2. L-dopa を試す
3. 入院させ髄液検査をする
4. 眼底を検査する

A21　病歴を聞いてまず考えるべきは？（1, 2 両方選んで 4 点）

1. **赤沈を測定すべき** ……………………………………………… ○
   高齢者の，比較的急性の痛みについては，治療可能という意味でもリウマチ性多発筋痛症/PMR は考えるべきで，そうすると赤沈と CRP を測定することになります。

2. **L-dopa を試す** ……………………………………………… ○
   高齢者の動作緩慢で，パーキンソン症状がありそうなら，L-dopa を試してみてもよいと思います。

3. **入院させ髄液検査をする** ……………………………………… ×
   髄液検査はもう少し後でよいと思います。差し迫った必要がないのに入院させて，せん妄などを生じるのは避けるべきです。

4. **眼底を検査する** ……………………………………………… ×
   網膜色素変性症の有無などみてもバチは当たらないでしょうが，とりあえずはそれほどの情報量はなさそうです。

検査所見はやはり下記のように赤沈が亢進し，CRP が高値でした。

検査所見
赤沈 123（1 時間値）
CRP 10
WBC 7000, RBC 425, Hb 12.1, Ht 39.5, Plt 32.3

感染や膠原病の疑いがないのに，赤沈 1 時間値が 50 を超える場合は，リウマチ性多発筋痛症（PMR）が強く示唆されます。高齢者に好発し，体幹，四肢近位筋のこわばりと，耐え難い疼痛を特徴とする原因不明の炎症性疾患です。少量の副腎皮質ステロイド薬が劇的な効果を示すことが特徴であり，基本的には予後良好な疾患ですが，時に側頭動脈炎を合併する。また，診断に際しては悪性腫瘍，関節リウマチを中心とした結合組織病，感染症を除外することが重要です。

　　杉山英二. リウマチ性多発筋痛症. 日本内科学会雑誌 2010; 99 (10): 84-89.

悪性腫瘍や感染源の検索・除外ということで，胸腹部 CT は撮るべきだと思います。オーダーが簡単であれば，プロカルシトニン測定も感染症除外に有用で，精神衛生上も良いかもしれません。知っていれば疑うことはごく簡単ですが，知らなければ思いつかないので，診断に至らない病気のひとつです。比較的急性の痛みについては多くの原因がありますし，血沈は当節ほとんどオーダーしない検査なので，なかなかこの診断に至らず，一年くらい

あちこちの病院を回っている方も時々見かけます。

年配の整形外科医や内科医なら，わからないままステロイドを試してあっさり改善なんてケースもあるかもしれませんが，若い医者の場合，ステロイド使用に慎重で，結果的に患者にとっては大きな災難ということもあるかもしれません。一方，若い医者でも花粉症だと簡単にケナコルト筋注をしたり，例えば耳鼻科・眼科領域では，顔面神経麻痺・メニエル病・突発性難聴，視神経炎・原田病に大量ステロイド投与が，いとも簡単に行われたりもします。

この疾患は自然に軽快することも多いはずですが，ステロイド処方がされないまま，寝たきりや腰曲がりが定着してしまうケースもあり得ます（そういうケースがかなり世の中に隠れているのでは？とも思います）。

確かにステロイドを入れてしまったら，耐糖能異常への対処がめんどうなこともありますし，時には膠原病や悪性リンパ腫の診断に支障があることもあります。また「ステロイドは危ないキャンペーン」などの影響もあり，特に40歳代以下の医者はガイドラインの担保がないと，とりあえずでは処方しにくいでしょう。しかし，使うべきときには使わないといけませんよね。

> **日常診療で使える一言**
> ステロイド使い過ぎるヘボ医者，ステロイド使わなさ過ぎるヘボ医者

2 高齢者の歩行障害と認知障害

80歳代，女性。かねてより高血圧などで通院。独居で，昨年まではひとりでバスに乗り，デパートに買い物に行ったりしていたが，最近歩くのが遅くなり，徐々にあまり外出しなくなってきた。別居の娘さんによれば，最近，時々転倒して，歩行や移動が頼りなくなってきたという印象あり。長谷川式で16/30点。頭部MRI撮影を行った。

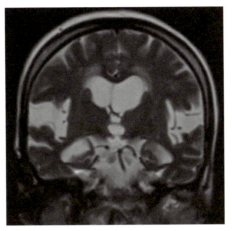

頭部MRI冠状断より

Q22 本症例で認められる症候を2つ選ぶとしたら？

1. 左右差の著しい固縮
2. 認知障害
3. 意識障害
4. 尿失禁
5. 四肢麻痺

特発性正常圧水頭症（iNPH）はパーキンソン病や認知症の重要な鑑別疾患です。
このような MRI を見たら iNPH を疑ってみてください。シルビウス裂が異常に開大し，脳が持ち上げられて，上方（high convexity）にぎゅっと押し付けられているようなイメージです。こんなイメージを DESH（disproportionately enlarged subarachnoid-space hydrocephalus くも膜下腔の不均衡な拡大を伴う水頭症）と呼びます。

脳室拡大だけでなく，脳底槽やシルビウス裂のくも膜下腔の拡大があり，高位円蓋部のくも膜下腔は反対に狭小化しています。

歩行障害・認知障害・尿失禁が iNPH の三徴です。脳室拡大はありますが，髄液圧は正常で，髄液ドレナージ/シャント術により症状が改善します。アルツハイマー病やリウマチ様多発筋痛症などとともに典型的な加齢依存性疾患であり，日本でもヨーロッパでも DESH 画像の頻度は約 2%，それに歩行障害などを伴う iNPH としての頻度は 0.5 〜 1% です。また，iNPH とアルツハイマー病・血管性認知症（ビンスワンガー病）とは，お互いにしばしば共存することも特徴です。

 Hashimoto M et al. Diagnosis of idiopathic normal pressure hydrocephalus is supported by MRI-based scheme；A prospective cohort study. Cerebrospinal Fluid Res 2010; 7:18.
 Akiguchi I et al. Disproportionate subarachnoid space hydrocephalus-outcome and perivascular space. Ann Clin Transl Neurol 2014; 1 (8): 562-569.

A22 本症例で認められる症候を2つ選ぶとしたら？（2, 4両方選んで4点）

1. **左右差の著しい固縮** ×
   iNPH では左右差は目立ちません。パーキンソン病では原則的に，ある程度左右差はあります。皮質基底核変性症では一般に左右差が著明となります（試験問題的に「著明」と枕詞が付く場合は，皮質基底核変性症を指すと判断）。

2. **認知障害** ○
   歩行障害と共に三徴のひとつです。

3. **意識障害** ×
   iNPH だけなら，これはなし。

4. **尿失禁** ○
   歩行障害とともに三徴のひとつです。

5. **四肢麻痺** ×
   iNPH だけでは生じません。

シャントまではせずに，定期的に髄液を抜くだけという方針もあります。また，必ずしも全ての症例でシャント効果が著明かつ長続きするわけではありません。
いずれにせよ治療可能な歩行障害・パーキンソン症候と認知症状として，特に高齢者では

iNPHは常に可能性を考えたい疾患です。

　Akiguchi I et al. Shunt-responsive parkinsonism and reversible white matter lesions in patients with idiopathic NPH. J Neurol 2008; 255 (9): 1392-1399.

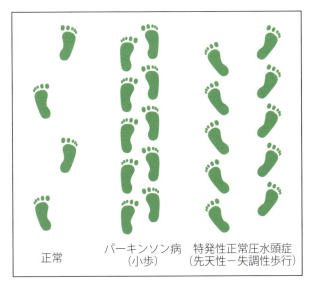

特発性正常圧水頭症の歩行の足跡
正常圧水頭症の歩行：典型的には，歩幅が減少し，足が上がらない（magnetic gait），足を広げた（wide-based）歩行となり，先天性－失調性歩行と呼ばれる。
新井 一監修. 特発性正常圧水頭症の診療. 京都：金芳堂; 2014. p.50.

> **日常診療で使える一言**
> パーキンソン病やアルツハイマー病を疑ったら，冠状断MRIでiNPHも検討

3 ALSの在宅医療

48歳時に上肢の筋力低下発症。当初はmultifocal motor neuropathyも考え，ガンマグロブリン点滴などを施行したが，全身の筋力低下・筋萎縮が次第に進行してきた。発症3年後のある日に，昏睡状態で搬送されてきた。家族と急遽，話合いをして，人工呼吸器装着，意識は清明になったが，呼吸器の離脱ができず，気管切開が行われ，在宅人工呼吸管理として退院した。訪問診療を受けている。

Q23 妥当なものは？

1. 訪問診療担当と連携するのは後の方がよい
2. 意思決定が複雑化するのを避けるために，できるだけ主治医単独で本人・キーパーソンと面談すべき
3. 胃瘻増設は人工呼吸導入後でよい
4. 訪問診療をするのは神経内科専門医でなくてもよい

介護保険制度ができたあたりから，ALSの在宅人工呼吸導入という流れが，ある程度スムースになった印象がありますが，これはそれ以前のケースです．一昔前は，大きな病院でも「地域連携室」が今みたいには機能していなくて，また大学病院も，実質的医療は大学院生などのタダ働きにかなり依存するような体制でした．

それらの事情が色々重なって，結果的にはCO_2ナルコーシスで救急入院してから，バタバタと人工呼吸器を導入しています．結果的には呼吸器が繋がってから家業継承を子どもさんに指導したりして，一応それなりにうまく経過しているわけですが，いくつも反省ポイントがあります．とにかく主治医が抱え込んでしまわない体制作りが重要です．

A23 妥当なものは？

1. **訪問診療担当と連携するのは後の方がよい** ･･････････････････････ ×

   事後の意思疎通のしやすさを考えると，比較的病初期のうちから在宅訪問診療担当者とコンタクトをして，お互いに慣れておく方がよいという意見が，難病関係のシンポジウムなどで多く出ています．実感としても，初対面の人と文字ボードでコミュニケーションを取るよりは，その前から付き合って，徐々に発声や筆談ができなくなっていくところで文字ボードを使う方がはるかに有効だと思います．

2. **意思決定が複雑化するのを避けるために，できるだけ主治医単独で本人・キーパーソンと面談すべきである** ･･････････････････････････････････ ×

   難病の診療はある程度の長丁場なので，病院地域連携室や地域包括のケアマネジャーやソーシャルワーカー（SW）も巻き込んで，多職種連携でミーティングを重ね，色々な方面より情報を収集し，柔軟に方針を検討していくのが今日的には正しいでしょう．特に基幹病院で，中堅医として多忙な診療をしている場合には，自分以外の目や耳は絶対に必要だと思います．主治医ひとりで抱え込んでしまうのは，リスク管理の意味でも避けるべきです．

3. **胃瘻増設は人工呼吸導入後でよい** ･･････････････････････････････ ×

   変性疾患一般に，低栄養だと病気の進行をより早めてしまうおそれがあります．

   清水俊夫他．筋萎縮性側索硬化症患者における経皮内視鏡的胃瘻造設術—呼吸機能と予後との関係—．臨床神経 2008; 48: 721-726.

   また比較的低侵襲であったとしても，手術侵襲は体力のあるうちにした方が安心・安全．実際にやや遅くなってからPEGを造設し，結局，それをきっかけに，入院中にバタバタと人工呼吸器装着になってしまったことがありました．一般にPEGを設置する意向・方針であれば，ある程度早い段階で施

術した方がよいと思います。場合によっては，胃瘻までは作るが人工呼吸はしないという選択もあり得ます。

4. 訪問診療をするのは神経内科専門医でなくてもよい ……………… 〇 **4点**

ALSという，超難病の響きだけで特別と思ってしまいますが，考えてみれば，人工呼吸器に繋ぐ場合は高位の頚髄損傷，繋がない場合は肺癌やCOPDなどの拘束性呼吸不全と似た状態です。病気の早期診断や，進行していく病気とのお付き合いの伴走には神経内科医が必要だと思いますが，在宅の総合医療管理は，必ずしも神経内科医でなくてもよいと考えます。地域によっては，神経内科専門医の密度がかなり疎な場合もありますし，何よりその時期になると，神経学の知識よりは肺炎など，感染症や合併症への対処能力・馬力やレスパイト入院の段取り能力・他職種との連携・コミュニケーション能力の方がむしろ重要になってきます。

日本の臨床神経学レジェンドのひとり，椿忠雄先生は新潟大学神経内科開講20周年記念講演『ALS患者さんに何ができるか』(1985.6.22)で，以下のように述べたそうです。

> 「病名告知について，何故，告知する必要があるかというと，理由はただ1つです．その患者さんがより良い人生を送るため，充実した人生を送るためであり，生きている間に，やりたいと思うことをやる，それが目的です．病名をいつ患者さんに告げるかは，常識的にいえば，診断が確定した時でしょう」
> 「治らない患者に普通の意味の医学はだめであっても，医療の手は及ばないことはない」
> 「私は神経系の変性疾患の治癒をすることはできない。しかし，患者に何らかの助けを与えることはできる」
>
> 新潟大学脳研神経内科初代教授　椿忠雄

ALSの病態・治療については，新潟大学脳研究所神経内科下畑享良先生の以下のブログで詳しく情報を得ることができます。

Neurology　興味を持った「神経内科」論文. http://blog.goo.ne.jp/pkcdelta
ALSを知ろう！. http://www.slideshare.net/shimohata/als-38539548

日常診療で使える一言
多職種連携！

施設入所（パーキンソン症候群）

70歳代，女性。50歳代に脳梗塞（詳細不明）で半年入院し，左片麻痺が残存。約5年前にパーキンソン病になったとの由。L-dopa が投与されている。その後，頻回に転倒し，大腿骨頸部骨折を機に施設入所。もともと振戦や固縮は目立たず，専ら脳梗塞後遺症ではないかという触れ込み。入所後も座位でお茶を飲もうとした時，椅子から落ちて転倒している。

視線は合うし，うなずきはあるが，発語が少ない。声が出ない様子。すぐに目が閉じてしまう。話を聞いて，よく観察してみると，両目とも開かない。眼球運動は上下に動きにくい。左上下肢はほぼ完全麻痺。車椅子への移乗に要介助。肘や手指は屈曲している。左手には把握反射あり。

Q24 パーキンソン症候群として一番可能性があるのはどれ？

1. 進行性核上性麻痺（PSP）
2. 皮質基底核変性症（CBD）
3. 多系統萎縮症（MSA）
4. パーキンソン病

この例のように，施設入所に至るまでパーキンソン関連疾患についてあまり評価されていないことが，今でも往々にしてあります。

A24 パーキンソン症候群として一番可能性があるのはどれ？

1. 進行性核上性麻痺（PSP） ○ 4点

パーキンソン症候群はいずれも転倒しやすいのですが，発症当初より転倒が多ければ，まずは進行性核上性麻痺を考えた方がよいと思います。その上で，垂直性眼球運動制限や把握反射のような前頭葉徴候があれば可能性はより高まります。

そういう目でMRI矢状断画像をチェックすると，中脳萎縮によるハミングバードサイン（脳幹上部がハチドリのクチバシ様に見える）までは確実ではありませんが，その萎縮傾向を示し，橋萎縮は見られません。ここには示しませんが，典型例の場合，水平断では大脳脚が保存され，中脳被蓋が萎縮するために，丁度，そのハチドリが翼を拡げたように見えます。一方，MSAでは橋萎縮が強く，中脳が比較的に保存される画像となります。本例では前頭葉皮質内側部にも萎縮傾向にあり，全体的にPSPが示唆される画像だと思います。（本例の鑑別診断：高齢者パーキンソン症状の鑑別診断A-H，および頭部MRI画像は下記）。

Rakesh et al. 'Hummingbird' sign in progressive supranuclear palsy. Ann Indian Acad Neurol. 2009; 12(2): 133.

本例の閉眼についてですが，開眼失行（apraxia of lid opening）と呼ぶか，眼瞼痙攣（blepharospasm）とするか，意見が分かれるところです。前者はもしパーキンソン症候群に関連した疾患であれば，抗パーキンソン病薬が有効な場合があります。前者にも，局所性ジストニアである後者に対してもボツリヌス局注が有効です。PSPでは，ジストニアとしては他に痙性斜頸を合併することもあります（特に後屈が多いことは古くから記載があります）。

本例の病初期に，眼球運動障害があったかどうか不明ですが，本例のように，病初期にはパーキンソン病と診断され，それなりにL-dopaが有効なPSPが，全体の1/3を占めることが注目されています（表）。また日本ではそれに加えて，病初期には運動失調を主訴として外来受診し，脊髄小脳変性症と診断されるPSPが全体の10％あることにも注意が必要です。

Williams DR et al. Characteristics of two distinct clinical phenotypes in pathologically proven progressive supranuclear palsy: Richardson's syndrome and PSP-parkinsonism. Brain 2005; 128: 1247-1258.

Kanazawa M et al. Cerebellar involvement in progressive supranuclear palsy: A clinicopathological study. Mov Disord 2009; 24: 1312-1318.

> ### 進行性核上性麻痺はPSP-CとPSP-Pに分けられる！
>
> 1) PSP剖検103例中1/3は経過を通じ典型症候を示さなかった。
>
> 2) 54%はRichardson's syndrome（classical PSP）であり，姿勢反射障害，転倒，核上性注視麻痺，認知障害が初期症候。
>   罹病期間は6年，死亡年齢72歳，2/3が男性。
>
> 3) 32%はPSP-parkinsonism（PSP-P）*であり，非対称性発症，振戦，中等度のL-dopa効果を示し，Parkinson病と初期に鑑別困難。
>   罹病期間は9年，死亡年齢75.5歳，男女差はなし。
>
> *多系統萎縮症MSAでも32%がMSA-P　　Watanabe Hら Brain 2002

Watanabe H et al. Progression and prognosis in multiple system atrophy: an analysis of 230 Japanese patients. Brain 2002; 125: 1070–1083.

2. 皮質基底核変性症（CBD） ×

皮質基底核変性症では症状の左右差が強く，一側上肢が屈曲して，固まってしまうこと（"rigospasticity"などということもあり）がありますが，本例の場合は脳血管障害後の痙縮・拘縮でいいのではないでしょうか。

3. 多系統萎縮症（MSA） ×

多系統萎縮症やパーキンソン病でも，進行すると眼球運動制限が見られることがあり，否定はできませんが，上記の通りPSPの可能性が一番ありそうに思います。

4. パーキンソン病 ×

パーキンソン病を中心とした，高齢者パーキンソニズムの鑑別については表を参照してください。

高齢者PDの鑑別診断A-H

- **A**dvanced/ late-onset Parkinson's disease
  - 高齢発症PD；認知・歩行障害合併，全身病-急変する経過
  - 非レビー小体型の老化PD
  - 中年発症PDの高齢化
- **B**inswanger's disease / vascular parkinsonism
- **C**BD / PSP, MSA P
- **D**ysequilibrium of unknown cause (DOC)
- **E**T-PD (Essential tremor-Parkinson's disease)
- **F**reezing of gait (FOG)
- **G**ait disorders in the elderly
- **H**ydrocephalic parkinsonism (iNPH)

秋口原図

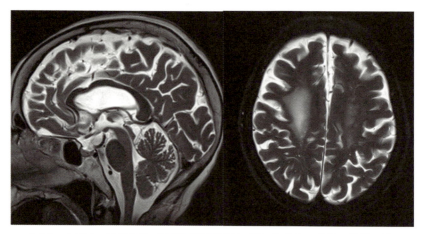

medial frontal lobe は他と比べて若干萎縮気味に思われます。中脳の萎縮は著明ではないように思います。

さて，ボツリヌス注射を眼瞼痙攣に対して施行して，右目は比較的開くようになりましたが，左目は開かない。左右差のあることもありますし，脳梗塞での麻痺も関連があるのかと思っておりましたが，ある時，頭部MRAを再検してびっくり。

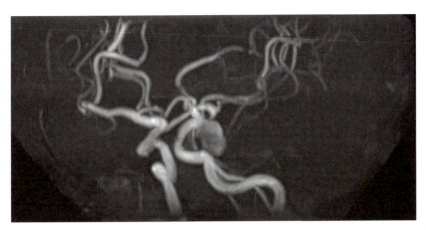

左 IC-PC の直径 2cm くらいの動脈瘤

脳梗塞後遺症で，MRA は入所前にも他医によりチェックされていたのですが，「大き過ぎて逆に見過ごす」ということは本当に時々あります。左 IC-PC に巨大な動脈瘤！

神経内科や脳外科で，IC-PC 動脈瘤と眼瞼下垂・動眼神経麻痺の組合せを知らない人はいないでしょうけど，それが PSP による眼瞼痙攣と眼球運動制限でマスクされていたということです。注意深く観察しておれば瞳孔不同（左の散瞳），左の対光反応遅鈍が認められたと思いますが，これも診察時に眼を閉じてしまうので難しかった……。ところで西洋人の青い瞳ならば，何となく見ていても瞳孔の左右不同は明らかですが，日本人の黒い瞳では注意を向けないと瞳孔異常がわからない。そんな難しさは感じます。

こういうこともありますので，ほかの人の読影をそのまま信用せず，ある程度は虚心坦懐に，白紙で MRI を見たいところです。

> **日常診療で使える一言**
> 転倒が多いときは進行性核上性麻痺を疑う

さて最近，ALS，PSP，MSA，CBD，PD などの主要な変性疾患は "proteopathy" とか，"protein misfolding disease" という言い方をされて，疾患特異性に不溶性蛋白が蓄積することが，それぞれの病態として注目されています。アルツハイマー病では老人斑に Amyloid-β，神経原線維変化ではリン酸化された tau が神経細胞内に蓄積。PSP は老人斑／Amyloid-β 沈着はなく，専ら tau が溜まる tauopathy です。他に Pick 病・皮質基底核変性症（swollen or "ballooned" neurons 内 inclusion bodies に tau が蓄積）も tauopathy に括られます。

tau は神経軸索内の，分子量約 5 万の微小管結合蛋白で，微小管の重合を促進したり安定

化したりします。tau にはエキソン 2，エキソン 3，エキソン 10 の選択的スプライシングにより，6本の isoform があります。このうち，C端側に繰り返す微小管結合領域を 3 つ有するものを 3 リピート tau，4 つ有するものを 4 リピート tau と呼びますが，この違いはエキソン 10 の挿入の有無により生じます。遺伝子発現は種，年齢により異なり，ヒト胎児脳では 3 リピート tau のみが発現し，成人脳では 6 種類の tau isoform が認められます。一方，齧歯類では幼若期には 3 リピート tau が発現するものの，成体になると 3 リピート tau の発現がなくなり，4 リピート tau だけとなります。tauopathy はウエスタンブロット法を用いることにより，3 リピート tau が蓄積するもの，4 リピート tau が蓄積するもの，両者が蓄積するものに大別することができます。異常蓄積する tau の isoform は変性疾患によって異なり，AD などの NFT では 6 種類全ての isoform が蓄積するのに対して，PSP や CBD では 4 リピート tau が，ピック病では 3 リピート tau が蓄積します。tauopathy から言えば，ピックは胎児脳病，PSP や CBD は齧歯類関連病，アルツハイマー病は成人脳病といえましょうか。

tauopathy という言葉は，1997 年に Spillantini らが，多数の神経原線維変化（NFT）が大脳に出現する家族性痴呆疾患を Familial multiple system tauopathy with presenile dementia として報告したことがはじまりであり，現在では tau 蛋白がリン酸化を受けて不溶性となり，細胞内に異常蓄積することが発症機序と考えられる疾患の総称として用いられています。リン酸化 tau の異常蓄積は，神経原線維変化（neurofibrillary tangel; NFT）やその他の神経細胞封入体，アストロやオリゴデンドロサイトにグリア細胞質内封入体として観察されます。

認知症に眼を向けたとき，臨床像からはアルツハイマー病と類似し，頻度もアルツハイマー病に次ぐといわれている高齢者 tauopathy が最近，にわかに注目されています。嗜銀顆粒性認知症（argyrophilic grain disease; AGD），神経原線維変化優位型認知症（NFTD），石灰沈着を伴うびまん性神経原線維変化病（diffuse NFT with calcifications; DNTC）などの亜型があります。

一方，tau 病理像からは AGD，NFTD，PSP の三者が，Amyloid-β 蛋白（Abeta）の沈着を前提としない，頻度的にアルツハイマー病（AD）に匹敵する高齢者認知症の原因疾患として注目されています。

それから昔からパンチドランカーと呼ばれている dementia pugilistica（chronic traumatic encephalopathy 慢性外傷性脳症）でも tau の蓄積が指摘されています。頭部への反復衝撃・脳震盪を起因とする神経変性疾患および認知症類似症候を持つ進行性脳障害またはそのような状態にある人間を指し，ボクサーに多く見られる疾患として有名です。最近，慢性外

傷性脳症でのALS発症も注目されています。外傷とALSとの関連については古くからの指摘がありますが，果たしてどうでしょうか？

もうひとつ神経変性疾患でよく出てくる，溜まる蛋白といえばα-synucleinで，これにより生じるものと言えば，もちろんparkinson disease（PD）とdementia with lewy bodies（DLB），それからmultiple system atrophy（MSA）です。これらについては次項で扱います。

tauopathyがどうのこうのというのは，必ずしも日々の臨床に役に立つわけではありませんが，今後のエポックメイキングな治療法といえば，不溶性蛋白攻略ということになろうかと思います。たまたま見つけた下記の"proteinopathyの相関図"のイラストが，疾患同士の遠近についてわかりやすいかもしれません。

Spillantini MG et al. Familial multiple system tauopathy with presenile dementia: A disease with abundant neuronal and glial tau filaments. Proc Natl Acad Sci USA 1997; 94: 4113-4118.

羽賀千恵他: 神経変性疾患と蓄積する蛋白について新しい変性蛋白（TDP-43）を含めて. 免疫染色玉手箱. https://www.nichirei.co.jp/bio/tamatebako/pdf/diag_06_dr_haga.pdf

村山繁雄. 認知症の病理学（第28回日本認知症学会専門医のための教育セミナー）. http://www.mci.gr.jp/BrainBank/Edu/09JADF_rev.pdf

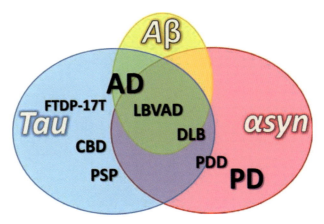

不溶性タンパクと変性疾患
AD : Alzheimer disease
PD : Parkinson disease
LBVAD : Lewy body variant of Alzheimer's desiease
CBD : Cortirobasal degeneratim
PSP : Pargressire supranuclear palsy
FTDP : Frontotemporal dementia with parkinsonism
DLB : Dementia with lewy bodies
PDD : Parkinson disease with dementia

Moussaud et al. Overlap of proteinopathies. Molecular Neurodegeneration 2014; 9: 43.

5 訪問診療（レビー小体型認知症）

70歳代，女性，専業主婦。夫が数年前に他界し，独居。某年，春頃より歩行が不安定になり，左右差の若干ある固縮を認め，パーキンソン病と診断された。L-dopa治療により，一定の効果があったが，その後もしばしば転倒した。同年10月に，転倒による胸椎圧迫骨折で入院。またこの頃より，礼節は一見保たれているが，日付や昼夜感覚に対する見当識障害が目立つようになってきた。受診間隔が開くと，朝のクスリを続けて2日分服用するなど，自力での服薬管理が不可となった。

その後，訪問介入による服薬確認などで，ADLは比較的安定してきたが，やはり転倒がある。気分の変動も目立つ。認知症状も少しずつ進行。便秘のコントロールもやや困難。自宅がクリニック近くであったので，訪問診療が開始された。

Q25 予想される所見は？

1. MIBG心筋シンチグラフィで取り込み正常
2. 終夜睡眠ポリソムノグラフィでレム期睡眠異常症あり
3. DAT scanが正常
4. 中脳被蓋部の萎縮

パーキンソン症候の出現後，間もなくして日常生活に支障のある認知症が出現しています。レビー（Lewy）小体型認知症（DLB）疑いということになりますが，再発性幻視がなく，向精神薬への顕著な感受性はあるのか，はっきりしないなどで，「ほぼ確実」とまでは記載できないでしょう（第3回DLB国際ワークショップ診断基準；Mckeithら Neurology 2005）。

McKeith IG et al. Diagnosis and management of dementia with Lewy bodies: third report of the DLB Consortium. Neurology 2005; 65 (12): 1863-1872.

A25 予想される所見は？

1. **MIBG心筋シンチグラフィで取り込み正常** ……………………… ×
   おそらくMIBG心筋シンチグラフィとDAT scanでは，取り込みは低下しているはずです。

2. **終夜睡眠ポリソムノグラフィでレム期睡眠異常症あり** ………… ○ 4点
   独居なので家族情報が取れませんが，モニターを付けて観察すれば，レム期睡眠異常症が認められる可能性は高いでしょう。

3. **DAT scanが正常** ……………………………………………………… ×
   1で記載。

4. **中脳被蓋部の萎縮** …………………………………………………… △ 2点
   転倒が多いので，PSPの可能性がないわけではありません。実際，一部のPSPは，初期にはL-dopaに反応します。ただしPSPについては，少なくとも病初期は認知症の合併は少なく，仮に存在しても軽度とされています。この方の場合は，認知症による抗パーキンソン病薬の，内服不適切による転倒が考えられそうです。

独居で生活が成り立たないので，訪問看護・訪問診療となっていますが，どの辺りからその適応になるかは，現実には住居地の医療リソースによるところが大きいと思われます。また進行期のパーキンソン病に対して，L-dopaを1日に5～6回以上に分服する処方例もありますが，在宅医療でその通りに服用させるのは現実的に困難です。ヘルパーさんが，せいぜい毎日2～3回の内服確認をすることをベースに，徐放剤や貼付剤を利用して，折り合いを付けていくことにならざるを得ません。

前項でも触れましたが，パーキンソン病・レビー小体病と多系統委縮症はどちらもα-synucleinopathyですが，パーキンソン病理はα-シヌクレインが凝集してレビー小体を形成，多系統委縮症（MSA）の病理はα-シヌクレイン陽性のグリア封入体（glial cytoplasmic inclusion）形成ということになります。

また病理の進行については，有名な"Braak仮説"というものがあります。Braakがα-シヌクレインの凝集沈着を指標に，病理の進行ステージを提示したもので，レビー小体の形成と変性が，嗅粘膜と腸管上皮から始まって進展していくことを示しました。

  Braak H et al. Staging of brain pathology related to sporadic Parkinson's disease. Neurol Aging 2003; 24: 197-211.

1) 嗅粘膜 → 前嗅神経核 → 中枢神経系へ
2) 腸管粘膜 → 粘膜下神経叢 → 副交感神経節前線維 → 延髄迷走神経背側核→中脳→さらに上行

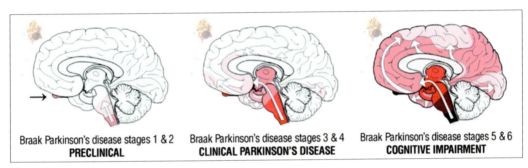

Braakによるパーキンソン病病理進行ステージ
Olanow CW et al. The scientific and clinical basis for the treatment of Parkinson disease. Neurology 2009; 72 (21) Suppl 4: S1-S136.

なお，病因として嗅粘膜または腸管上皮に始まる病原の侵入（菌なりプリオン病類似のプロセス）も示唆され，そのため便秘については変性の結果としてだけではなく，変性を生じる要素として議論する人もいます。パーキンソン病・レビー小体型認知症（DLB）の予防として，腸内細菌対策の話が持ち上がるのも一定の蓋然性はあるのでしょう（油断すると「フォースのトンデモ面」に堕ちる危険性もありますが）。

DLBの神経変性の過程は下記の3疾患として表現されますが，高齢者のパーキンソン病では，結局はすべての要素を含むことも多いわけです。このことについて，レビー小体型認知症を1976年に，世界に先がけて報告した小阪憲司先生は「これらの3疾患は，結局はレビー小体病としてまとめられる」と述べています（次頁図右は小阪原図，秋口が一部改変）。

・パーキンソン病：黒質，線条体，青斑核 の変性
・レビー（Lewy）小体型認知症：大脳新皮質，辺縁系，扁桃核 の変性
・自律神経不全症：視床下部，末梢自律神経系 の変性

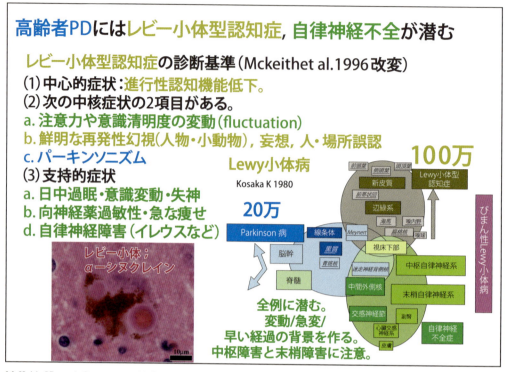

McKeith IG et al. Consensus guidelines for the clinical and pathologic diagnosis of dementia with Lewy bodies (DLB): report of the consortium on DLB international workshop. Neurology 1996 Nov; 47 (5): 1113-1124.
小阪憲司他. "Lewy 小体病"の臨床病理的研究. 精神神経誌 1980; 82 (5): 292-311. をもとに秋口作成

　高齢者PDでは，ただでさえ加齢によるドパミンニューロンの現象がある上に，α-シヌクレイノパチーを中心としたドパミンニューロンの脱落が重なるため，運動や睡眠・覚醒，体重・食欲や循環・腸管などの中枢・末梢自律神経機能を調節しているドパミンの枯渇が起こりやすく，これらに関連した症状の急変が特徴です。言わば"ギリギリ稼動の変電所マヒ"のようなもので，そのため高齢者の時間外外来，救急外来受診の常連と言ってもよく注意が必要です。薬剤過敏性も，このドパミンニューロンを中心としたモノアミンニューロン不全による"受容体過敏の連鎖"と考えると理解しやすいと思います。これからの総合診療的神経学の診断・治療にとって，高齢者PDは重要なテーマと考えます。

おわりに

この本で使わせて頂いた症例は京大、武田病院、徳島大学、福井日赤、国立宇多野病院でそれぞれの著者が経験したものです。特に浅沼の症例については徳島大学神経内科 梶龍児先生、和泉唯信先生をはじめ，多くの先生方の御指導・ご協力を得て診断に至ったものです。ありがとうございました。

最後に、阿波踊り……「踊る阿呆にみる阿呆、どうせアホなら踊らにゃ損々」、神戸で開かれた神経生理学会の時に，妻の浅沼智子が技術講習会テキスト用に作成したイラストで締めくくりたいと思います。

浅沼光太郎

PS：この本の表紙イラストも妻に頼みました。
出版間際の無茶振りで乳児・幼児の世話をしながら描いてもらったことに感謝。

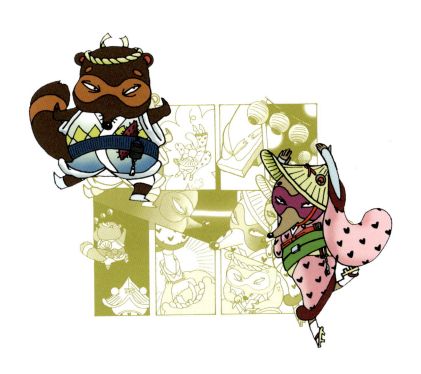

日常診療で使える一言集

脱力は末梢神経か神経根で説明できる？ できない？ ……………… 5

神経原性変化の筋電図所見は医者が減った病院の当直・外来の連チャン状態 ……………… 9

伝導ブロックさえ生じなければ，臨床的には案外と破綻しないミエリンの病理 ……………… 15

橈骨神経麻痺で握力は低下する ……………… 22

皮質直下の白質病変は性質の悪い感染・炎症や遺伝性変性疾患であることが多い ……………… 41

頭痛プラス嘔吐は危険信号 ……………… 51

難しそうなケースではペット飼育歴や海外渡航歴も要注意 ……… 56

頭痛持ちは原則「片頭痛」 ……………… 61

過換気症候群では手のしびれ・テタニー肢位よりも，めまい・ふらつきに注意 ……………… 67

脳生検も決断しなければならないときがある ……………… 73

通常一側にできるものが両側性に生じると診断が難しくなる ……… 73

神経内科医にとって脳腫瘍は鬼門，小児科年齢も鬼門 ……………… 73

首が下がってくる「首さがり」は治療可能かもしれない ……………… 83

ヤブ医者。スズメ医者。ヒモ医者。 ……………… 87

筋強直性ジストロフィーは全身病 ……………… 92

ステロイド使い過ぎるヘボ医者，ステロイド使わなさ過ぎる
ヘボ医者 ··· 97

パーキンソン病やアルツハイマー病を疑ったら，冠状断 MRI
で iNPH も検討·· 101

多職種連携！ ·· 105

転倒が多いときは進行性核上性麻痺を疑う ································· 111

得点表

パート1			パート2			パート3			パート4		
Q	配点	得点	Q	配点	得点	Q	配点	得点	Q	配点	得点
1	4		9	4		16	4		21	4	
2	4		10	4		17	4		22	4	
3	4		11	4		18	4		23	4	
4	4		12	4		19	4		24	4	
5	4		13	4		20	4		25	4	
6	4		14	4		計	20		計	20	
7	4		15	4							
8	4		計	28							
計	32										

総計	/100

点数評価

96点以上：やばい！ 手の内がばれてる？ なにか別な方面に才能と適性があるかもしれない。

80点以上：すばらしい！ 立派な神経内科オタク・総合診療オタクです。ますますオタク道を極めていってください。

60～80点：合格。まあこんなもんではないかとも思われます。

40～60点：そこそこ。まあ可もなく不可もなくですがノリが違うだけかもしれませんし。

40点以下：日常臨床は別にしても，専門医試験合格は難しいかもしれない。勉強がんばってください。

索引

◆外国語索引

< A >

ACCORD 試験 ································ 30
Amyotrophic lateral sclerosis（ALS）
································ 4, 103-105
 flail arm 型，ALS 10
 man in the barrel 型，ALS 10
 primary lateral sclerosis（PLS），
  ALS 5
 primary muscular atrophy（PMA），
  ALS 5
 下肢発症 ALS 10
 進行性筋萎縮症型，ALS 5
 典型的な ALS 4-6,
 非典型的な ALS 9,
amyotrophic neuralgia ···················· 26
apraxia of lid opening ··················· 108
argyrophilic grain dementia（AGD） 112
asterexis ······································ 80
α-synucleinopathy ························ 116
Awaji 基準 ···································· 6

< B >

black out ···································· 67
blepharospasm ···························· 108
Braak 仮説 ·································· 117

< C >

cat scratch disease（CSD）········ 55,56
 CSD 脳症 55
Chacot-Marie-Tooth 病（CMT） 14-16,24
chronic inflammatory demyelinating
 polyneuropathy（CIDP）············ 13
chronic traumatic encephalopathy ··· 112
complex regional pain syndrome
 （CRPS）································ 28
cotricobasal degeneration（CBD）··· 109

< D >

dancing scapula ···························· 80
dementia pugilistica ······················ 112
dementia with Lewy bodies（DLB）
································ 116-118
disproportionately enlarged
 subarachnoid-space hydrocephalus
 （DESH）······························ 100
disproportionately enlarged
 subarachnoidspace dizziness ······ 64,67
DRPLA ···································· 39,40

< E >

Elsberg syndrome ························ 46
embouchure dystonia ···················· 76
eye of tiger ·································· 72

< F >

fasciculation ·································· 4,6,7
fasciculation cramp syndrome ········ 33
fasciculation tremor······················· 4
fibrillation ···································· 6,7
floating sensation ·························· 64

< G >

ganglionopathies ·························· 28
GBS（Guillain-Barré syndrome）··· 15-17
germinoma ·································· 73
glymphatic system ························ 52
Gowers 徴候 ································ 11
grip myotonia ······························ 90

< H >

Hallervorden and Spatz ················ 72
hatchet face ································ 90

hereditary neuropathy with liability to pressure palsies（HNPP） ………… 24
hydrocephalus ……………………………… 100

< I >
IC-PC 動脈瘤 ……………………………… 111
iNPH ……………………………… 100, 101
iNPH の三徴 ……………………………… 100
intravascular lymphoma（IVL） …… 44
Issacs syndrome ……………………… 32, 33

< J >
JC ウイルス ……………………………… 40

< K >
Keegan myelopathy ……………………… 10

< L >
late-life migraine accompaniments … 59
late-life scintillating zigzags without headache ……………………………… 59

< M >
malignant lymphoma type B ………… 45
Meige 症候群 ……………………………… 78
morning benefit ………………………… 82
Morvan 症候群 …………………………… 33
multifocal mononeuritis ……………… 24
multiple sclerosis（MS） ……………… 40
multiple system atrophy（MSA） 109, 116
myotonic discharge ……………………… 90
myotonic dystrophy ……………………… 90

< N >
neuralgic amyotrophy ………………… 26
neuronal intranuclear hyaline inclusion disease（NIHID） ……………………… 40
neuronal intranuclear inclusion disease（NIID） ……………………………… 40
neuromyelitis optica（NMO） ……… 40
neuropsychiatric lupus ………………… 39
neuropsychiatric SLE（NPSLE） …… 39

non-Hodgkin リンパ腫 ………………… 44

< P >
painful diabetic neuropathy（PDN） 29
Pancoast 腫瘍 …………………………… 27
pantothenate kinase-associated neurodegeneration（PKAN） ……… 72
paper bug rebreathing ………………… 66
paraneoplastic syndrome ……………… 28
Parsonage-Turner syndrome ………… 27
persistent idiopathic facial pain …… 29
pianist's cramp ………………………… 76
PML ……………………………………… 39, 40
PMP22 …………………………………… 24
PMP22 遺伝子 …………………………… 14
PMR ……………………………………… 96
positive sharp wave …………………… 6, 7
post-treatment painful neuropath（PPN） ……………………………… 29, 30
PSP ……………………………………… 108

< R >
Ramsay Hunt 症候群 …………………… 26
Rasmussen 症候群 ……………………… 39
Reflex Sympathetic Dystrophy（RSD） 28

< S >
sensory neuronopathies（ganglionopathies） ………………… 28
Sjögren syndrome …………………… 28, 41
slowly progressive IDDM（SPIDDM） 33
SMON（subacute myelo opticoneuropathy） …………………… 87
spasmodic dysphonia …………………… 76
Stiff-person disease …………………… 32
systemic lupus erythematosus（SLE） 41

< T >
tau ……………………………………… 111, 112
tauopathy ……………………………… 111-113

高齢者 tauopathy　112
thoracic outlet syndrome（TOS）……　27

＜U＞

U-fiber …………………………………… 38, 40
Uhthoff 現象 ……………………………… 16

＜V＞

vertigo …………………………………… 67

＜W＞

writer's cramp ………………………… 77

◆日本語索引

＜あ＞

アイザックス症候群 …………………… 33
亜急性壊死性リンパ節炎 ……………… 55
亜急性脳症 ……………………………… 44
悪性腫瘍 ………………………………… 96
悪性リンパ腫 …………………………… 56
アルツハイマー型認知症 ……………… 42
暗点拡大 ………………………………… 59
医原性障害 ……………………………… 87
意識混濁 ………………………………… 66
意識障害 ……………………………… 66,86
意識消失 ………………………………… 66
遺伝性圧過敏性ニューロパチー ……… 24
遺伝性ミオパチー ……………………… 9
陰性ミオクローヌス …………………… 80
ウイルス直接侵襲（一次性）脳炎 …… 54
壊死性リンパ節炎 ……………………… 54
エルスバーグ症候群 ………………… 46,55
炎症性疾患，多発性硬化症を含む …… 38
斧様顔貌 ………………………………… 90

＜か＞

外眼筋麻痺 ……………………………… 4
開眼失行 ………………………………… 108
外傷後の不随意運動 …………………… 80
過換気症候群 ………………………… 64-67
　　偶発体験型 ―　65,66
　　不安障害型 ―　66
過敏性腸症候群 ………………………… 61
加齢依存性疾患 ………………………… 100
眼瞼下垂 ………………………………… 79
　　腱膜性眼瞼下垂　79
眼瞼痙攣 …………………… 78, 79, 108, 110, 111
緩徐進行 1 型糖尿病 …………………… 33
癌性髄膜脳炎 …………………………… 51
関節リウマチ …………………………… 76
カンピロバクター ……………………… 16
菊池病 ………………………………… 55,56
ギザギザ ………………………………… 59
機能性ディスペプシア ………………… 61
急降下爆撃音 …………………………… 91
弓状線維 ………………………………… 38
急性脱神経所見 ………………………… 6
急性辺縁系脳炎 ………………………… 54
胸郭出口症候群 ………………………… 27
胸痛 ……………………………………… 66
胸部圧迫感 ……………………………… 66
胸部絞扼感 ……………………………… 66
局所性筋炎 ……………………………… 83
局所性ジストニア …………………… 76,77,108
虚血性白質脳症，小血管病変による … 38
ギラン・バレー症候群 ……………… 15-17
筋萎縮性側索硬化症 …………………… 4
筋痙攣・筋痛・筋硬直，下肢の運動で誘
　発される ……………………………… 33
筋原性変化 ……………………………… 8
筋強直性ジストロフィー ……………… 90
筋線維束攣縮 …………………………… 4
緊張型頭痛 ……………………………… 59
空気飢餓感 ……………………………… 65
くも膜下出血 ………………………… 48,50
クリプトコッカス ……………………… 50

痙性斜頚……………………………… 82,83,108
頚椎根症……………………………………… 20
頚椎症………………………………………… 22
血管炎………………………………………… 24
血管性認知症……………………………… 100
血管内悪性リンパ腫………………………… 44
下痢…………………………………………… 33
嫌気性解糖作用……………………………… 51
原発性脳腫瘍………………………………… 73
抗GAD抗体………………………………… 32
抗VGKC抗体……………………………… 33
抗菌薬……………………………………… 50,51
抗酸性の核内封入体………………………… 40
叩打性ミオトニー…………………………… 90
高齢者パーキンソン病……………………… 110
呼吸困難感…………………………………… 66
五十腕………………………………………… 27
五十肩………………………………………… 27
五十手………………………………………… 27

〈さ〉

細菌性髄膜炎………………………………… 51
在宅………………………………………… 103
里吉病…………………………………… 32,33
サルコイドーシス…………………………… 50
サル手………………………………………… 22
シェーグレン症候群…………………… 28,41
視覚性前兆…………………………………… 59
嗜銀顆粒性認知症………………………… 112
四十肩………………………………………… 27
歯状核赤核淡蒼球ルイ体萎縮症…… 39,40
視神経脊髄炎………………………………… 40
ジストニア…………… 71-73,76-78,82,83
　音楽家のジストニア　76,77
　職業性ジストニア　76
持続性特発性顔面痛………………………… 29
持続性の全身性筋硬直……………………… 32

持病の瘤………………………………… 60,61
若年性一側上肢筋萎縮症…………………… 10
尺骨神経障害………………………………… 23
シャルコー・マリー・トゥース病
　………………………………………… 14-16,24
周期性症候群………………………………… 61
重症筋無力症………………………………… 83
手根管症候群………………………………… 22
腫瘍…………………………………………… 72
腫瘍崩壊症候群……………………………… 44
書痙…………………………………………… 77
自律神経不全症…………………………… 117
シルビウス裂……………………………… 100
心悸亢進……………………………………… 66
神経原性変化………………………………… 8
神経障害性疼痛………………………… 27,28
神経痛性筋萎縮症……………………… 26,27
進行性核上性麻痺………………………… 108
進行性多巣性脳血管障害…………………… 44
進行性多巣性白質脳症………………… 39,40
心・循環器症状……………………………… 66
深部感覚・運動失調………………………… 4
深部腱反射…………………………………… 4
髄液糖………………………………………… 51
髄腔内バクロフェン注射（ITB）…… 32
水痘ウイルス………………………………… 28
髄膜炎…………………………………… 28,48
　化膿性——　51
　癌性——　50,51
　感染性——　51
　結核性——　51
　真菌性——　50
　無菌性——　50,51
髄膜肉芽性疾患……………………………… 50
頭痛…………………………………………… 47
頭痛大学……………………………………… 61

脊髄炎	28
脊髄症	44
赤沈	96
閃光	59
仙骨神経根障害	46
全身こむら返り病	33
全身性膠原病合併脳炎・脳症	54
全身性ジストニア	78
前庭性疾患	65
せん妄	33
組織球性壊死性リンパ節炎	55

<た>

帯状疱疹	26, 28
帯状疱疹ウイルス	28
唾液／涙分泌過多	33
多系統萎縮症	109, 116
多職種連携	105
脱毛	33
多発性硬化症	40
多発性単神経炎	24
単純疱疹ウイルス	46
単麻痺,上肢だけ	58
知的障害・認知症状	73
中枢神経ループス	39
肘部管症候群	23
長胸神経単独麻痺	26
低血糖	86
低酸素脳症	72
テタニー型強直性痙攣発作症状	66
伝染性単核症	56
伝導ブロック	20
銅欠乏	86, 87
統合失調症	38
橈骨神経麻痺	20, 21
動作緩慢	71
特発性正常圧水頭症	100, 101
トリプレットリピート病	91

<な>

鉛中毒	76
二階建て頭痛	59
猫ひっかき病	55, 56
猫ひっかき病脳症	55
脳萎縮	38
脳出血	48
脳神経麻痺	44
脳性麻痺	72
脳脊髄液	52

<は>

パーキンソン症候群	72, 73, 107, 108
パーキンソン病	81, 82, 109, 116, 117
把握性筋強直	90
ハーラーボーデン・スパッツ病	72
肺癌	27
胚細胞腫	73
排尿排便困難	46
白質脳症	38
橋本脳症	39
橋本病	41
発汗過多	33
バビンスキ反射陽性	90
ハミングバードサイン	108
反射性交感神経ジストロフィー	29
播種性サルコイドーシス	51
バルトネラ・ヘンセラ菌	56
腓骨神経麻痺	23
皮質基底核変性症	109, 111
ビタミンB_1欠乏	86
非定型顔面痛	29
非定型歯痛	29
非ヘルペス性辺縁系脳炎	39, 54
びまん性の白質病変,大脳白質	40

平山病‥‥‥‥‥‥‥‥‥‥‥‥‥‥ 10
微量元素欠乏‥‥‥‥‥‥‥‥‥‥ 86
ビンスワンガー病‥‥‥‥‥‥‥ 100
フィッシャー症候群‥‥‥‥‥‥ 17
複合性局所疼痛症候群‥‥‥‥‥ 28
不随運動‥‥‥‥‥‥‥‥ 78, 80, 82
不整脈‥‥‥‥‥‥‥‥‥‥‥‥‥ 33
ふらつき‥‥‥‥‥‥‥‥‥‥‥‥ 63
文章音読法‥‥‥‥‥‥‥‥‥‥‥ 66
ベーチェット病‥‥‥‥‥‥‥‥‥ 38
平衡機能障害‥‥‥‥‥‥‥‥‥‥ 64
ヘルペス脳炎‥‥‥‥‥‥‥‥‥‥ 54
辺縁系脳炎‥‥‥‥‥‥‥‥‥‥‥ 33
変形性脊椎症‥‥‥‥‥‥‥‥‥‥ 28
片頭痛‥‥‥‥‥‥‥‥‥‥‥ 59-61
片頭痛前兆‥‥‥‥‥‥‥‥‥‥‥ 59
片麻痺‥‥‥‥‥‥‥‥‥‥‥‥‥ 59
片麻痺性片頭痛‥‥‥‥‥‥‥‥‥ 58
　家族性 —　58
　孤発性 —　58
傍感染性脳炎・脳症‥‥‥‥‥‥‥ 54
膀胱直腸障害‥‥‥‥‥‥‥‥ 4, 33
放散痛‥‥‥‥‥‥‥‥‥‥‥‥‥ 23
傍腫瘍性脳炎・脳症‥‥‥‥‥‥‥ 54
発作性有痛性筋痙攣‥‥‥‥‥‥‥ 32

ボツリヌス製剤‥‥‥‥‥‥‥‥‥ 79

<ま>

末梢神経障害‥‥‥‥‥‥‥‥‥‥ 44
慢性外傷性脳症‥‥‥‥‥‥‥‥ 112
ミオキミア‥‥‥‥‥‥‥‥‥‥‥ 33
ミオクローヌス‥‥‥‥‥‥‥ 40, 80
ミトコンドリア脳筋症‥‥‥‥‥‥ 38
めまい‥‥‥‥‥‥‥‥‥‥‥ 63, 66
　回転性 —　64, 67
　周期性 —　64, 65

<や>

有痛性筋痙攣，全身‥‥‥‥‥‥‥ 33
有痛性治療後神経障害‥‥‥‥‥‥ 29
有痛性糖尿病性神経障害‥‥‥‥‥ 29
翼状肩甲‥‥‥‥‥‥‥‥‥‥‥‥ 26

<ら>

卵巣奇形腫‥‥‥‥‥‥‥‥‥‥‥ 54
リウマチ性多発筋痛症‥‥‥‥ 96, 100
リュックサック麻痺‥‥‥‥‥‥‥ 26
両側延髄内側梗塞‥‥‥‥‥‥ 17, 18
レビー小体型認知症‥‥‥‥ 115, 116

<わ>

鷲手‥‥‥‥‥‥‥‥‥‥‥‥‥‥ 23

監修者略歴

秋口　一郎

1943年生まれ。京都大学医学部卒業。京都大学医学部神経内科助教授，京都大学大学院医学研究科臨床神経学助教授，ウィーン大学神経研究所客員教授を歴任。専門は神経病理学，脳卒中学，老年神経学。現在，京都光華女子大学健康科学部教授，康生会武田病院神経脳血管センター長・宇治武田病院高次脳機能センター長。著書に『臨床神経学の手引き』（南江堂），『カラーアトラス末梢神経の病理』（監修，中外医学社），『神経筋の検査と症例診断』（編著，金芳堂）など。

著者略歴

浅沼　光太郎

1970年生まれ。京都大学医学部1994年卒業。現在，康生会柳馬場武田クリニック所長。Feinstein Center for Neuroscience, North Shore University Hospital（ニューヨーク）にてポスドク研究員，徳島大学病院神経内科病棟医長，徳島大学大学院ヘルスバイオサイエンス研究部臨床神経科学分野（神経内科）副科長を経て現職。専門は神経生理学，特に筋電図，不随意運動/movement disorderなど。

総合診療ライブラリー

Generalist 神経診療力腕試し

2015年12月25日　第1版第1刷　ⓒ
2016年 4月15日　第1版第2刷

監　修	秋口　一郎	AKIGUCHI, Ichiro
著　者	浅沼光太郎	ASANUMA, Kotaro
発行者	宇山　閑文	
発行所	株式会社金芳堂	

〒606-8425 京都市左京区鹿ヶ谷西寺ノ前町34番地
振替　01030-1-15605
電話　075-751-1111（代）
http://www.kinpodo-pub.co.jp/

制　作　株式会社見聞社
印　刷　株式会社サンエムカラー
製　本　有限会社清水製本所

落丁・乱丁本は弊社へお送り下さい．お取り替え致します．

Printed in Japan
ISBN978-4-7653-1662-0

JCOPY ＜(社)出版者著作権管理機構　委託出版物＞

本書の無断複写は著作権法上での例外を除き禁じられています．複写される場合は，そのつど事前に，(社)出版者著作権管理機構（電話 03-3513-6969, FAX 03-3513-6979, e-mail: info@jcopy.or.jp）の許諾を得てください．

●本書のコピー，スキャン，デジタル化等の無断複製は著作権法上での例外を除き禁じられています．本書を代行業者等の第三者に依頼してスキャンやデジタル化することは，たとえ個人や家庭内の利用でも著作権法違反です．

総合診療ライブラリー

ジェネラリストを目指す医師にむけ.各診療科のエキスパートたちが外来を想定した診察のコツ.検査.所見.鑑別.治療.処置について実践対応ができるように徹底指南する〈ススメ〉シリーズ。

ジェネラリストを目指す医師の日常診療の手引書。
Generalist
血液内科診療のススメ

著 大野 辰治・企画協力 宮田 學

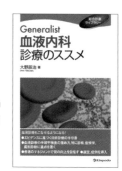

1.血液疾患を意識した診察 2.リンパ節腫脹 3.貧血 4.多血症 5.好中球増多症 6.好中球減少症 7.好酸球増多症 8.単球、好塩基球、リンパ球の数的異常 9.血小板減少症 10.血小板増多症 11.出血傾向 12.凝固亢進

アップデートが速い糖尿病診療をキャッチアップ!
Generalist
糖尿病診療のススメ

著 荒木 厚・企画協力 宮田 學

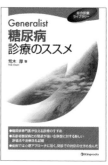

1.糖尿病の診断 2.糖尿病の疫学 3.糖尿病の医療面接 4.血糖コントロール目標 5.糖尿病の急性合併症 6.糖尿病の慢性合併症 7.新しい糖尿病合併症あるいは合併しやすい疾患 8.糖尿病と身体機能低下 9.糖尿病の食事療法 10.糖尿病の運動療法 11.経口血糖降下薬による治療 12.インスリン治療 13.GLP-1受容体作動薬 14.低血糖症状とその予防・対策 15.心理サポートと糖尿病教育

ジェネラリストを目指す医師にむけ.各診療科のエキスパートたちが診療力の向上.知識の更新に役立つ情報をクイズ形式で提供。病態から患者の日常管理.指導を含め.診療に必須の知識を厳選して掲載する〈腕試し〉シリーズ。

楽しみながら神経診療の腕が磨けるクイズ本!
Generalist
神経診療力腕試し

監修 秋口 一郎・著 浅沼 光太郎

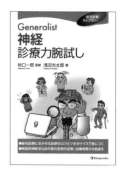

はじめに
1.脱力や筋力低下など 2.脳症・頭痛など 3.動作緩慢・不随意運動など 4.高齢者の認知症・訪問診療など
日常診療で使える一言集
得点表・点数評価

続刊
Generalist
膠原病・リウマチ診療力腕試し(仮題)
著 三﨑 義堅

金芳堂